動画DVDでわかる

ナースがおこなう浮腫のケア

「むくみ」から「リンパ浮腫」まで

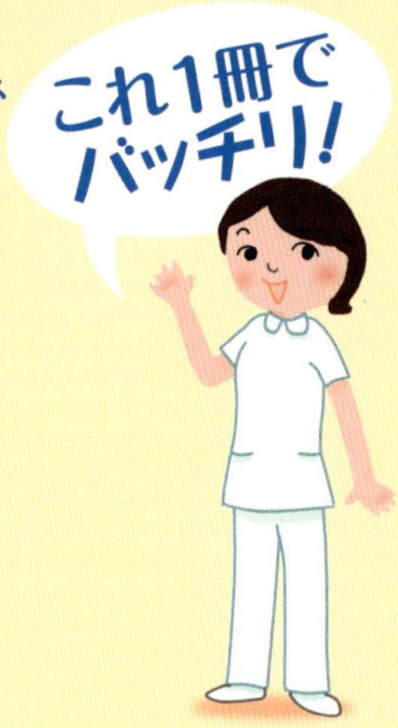

合同会社 HANA NURSING THERAPY 代表取締役
山口晴美

MC メディカ出版

はじめに

皆さんは、患者さんにかぎらず自身の体の「むくみ」を体験したことがあると思います。むくみがあるとその苦痛だけでなく重い、だるい、首や肩、腰に違和感がある、うまく体が使えない、精神的に滅入るなど付加される症状もたくさんあります。また、むくみといっても疾患や治療などに伴うもの、妊娠、出産に伴うもの、食事、年齢、生活などさまざまな原因によるものがあり、解消できるものとできないものもあります。私は、どんなむくみであれ患者さんがつらいと言えば、たとえその場かぎりの症状緩和であっても何かできることはないか、患者さんと一緒に探したいと思っています。

10年ほど前から患者さんの体が楽になることを何かしたいと思い、アロマセラピーをはじめ、リフレクソロジー、フットマッサージ、リンパドレナージなどを学び看護として取り入れてきました。どれも利点はあるのですが、「いつでも、どこでも、どんな人にも安全に提供できるか」というとそうではありませんでした。そこで看護の視点で体を楽にする技術としていろいろなものを取り入れ安全なものに変え、『NURSING THERAPY』を考案しました。

その中から「より安全で楽になるもの」としてむくみにアプローチする目的で『ラップドレナージ』ができました。ドレナージと名前をつけていますが、体液を外から動かすことが目的ではなく、患者さんが自分の力でできる範囲で体液を循環させるようにサポートすることすべてを含んでいます。

これまでセミナーを開催して、ラップドレナージのテクニックを手から手へとお伝えしてきました。今回、皆さんに自信を持って患者さんにかかわっていただくために書籍としてまとめることにしました。

制作にあたり、「たくさんの読者にわかりやすくお伝えしたい」という希望に協力いただいた編集や映像制作の方々に感謝いたします。

本書が、皆さんの看護の引き出しのひとつになれば幸いです。

2012年2月

山口晴美

CONTENTS

第3章 ケースでわかる浮腫のケア

第1章

浮腫の基礎知識

1 浮腫の知識：解剖生理

解剖学や生理学は得意ですか？

私はとっても苦手でした。

解剖生理を覚えることも必要ですが、正常を知って異常な状態を観察によって発見することや知識を役に立てることが、臨床ではもっと大切なことだと思います。

そして患者さんには、わかりやすい言葉に置き換えて説明できるように理解しておくことが求められます。

解剖生理が苦手だった私が、理解してきた浮腫の知識をひとつずつ一緒にひもといていきましょう。

浮腫とは？

浮腫とは、「細胞外の組織間質にある間質液が、過剰に貯留した状態」をいいます。

では「間質液」とは？

私たちの体は細胞が栄養素、酸素の供給を受け代謝をおこない、老廃物、二酸化炭素などの排泄をおこなうことにより成り立っています。

この循環系システムは、人体を構成する60兆個もの細胞に酸素と栄養を恒常的に供給する体循環と提供する酸素を恒常的に取りこむ仕組みになっています。

循環系システムは次の３つから成り立っています。

①血液を送るポンプ作用としての心臓

②物質を運搬するルートとしての血管、リンパ管（脈管といわれる）

③その中を流れている血液

循環では細胞に栄養、酸素を届けるために血液が動脈ですばやく流れ、受け取りをおこなう毛細血管域に到達します。ここで数秒の流れの中でやりとりをおこ

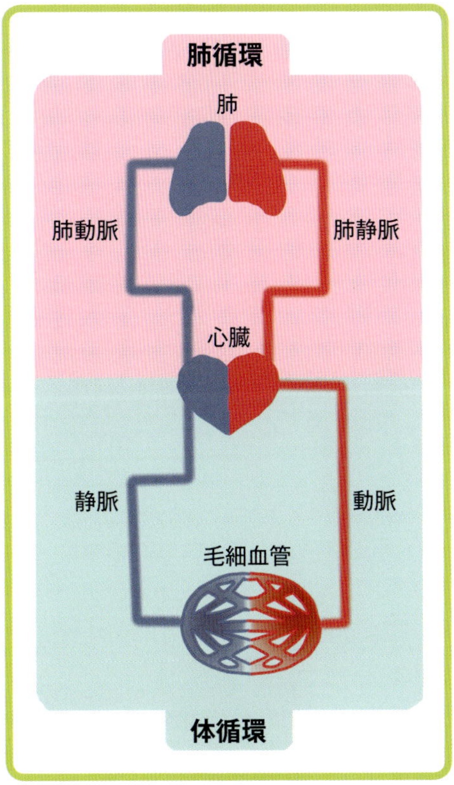

血液の循環

ない、老廃物、二酸化炭素を確実に回収しながら、まるで小川が集まりゆるやかな川になるように静脈へと流れこみ心臓へ返ります。

物質のやりとりをしているシステムは「微小循環」と呼ばれ「毛細血管、間質、リンパ管」で構成されています。

毛細血管にすべての細胞が接しているわけではなく毛細血管、細胞にはすき間があり、すべての細胞に栄養素や酸素がいきわたるよう液体に溶けこみすき間を漂っています。

このすき間を「間質」と呼び、漂う液体を「間質液（組織液）」といいます。そして、老廃物などを含んだ液体は、ほとんどが毛細静脈に回収されるのですが、脂肪のような大きな分子を含んだものや大量の液体は静脈では回収しきれないので、リンパ管を使い心臓へと返ります。

このシステムが滞ったものが「浮腫」です。

心血管系の循環

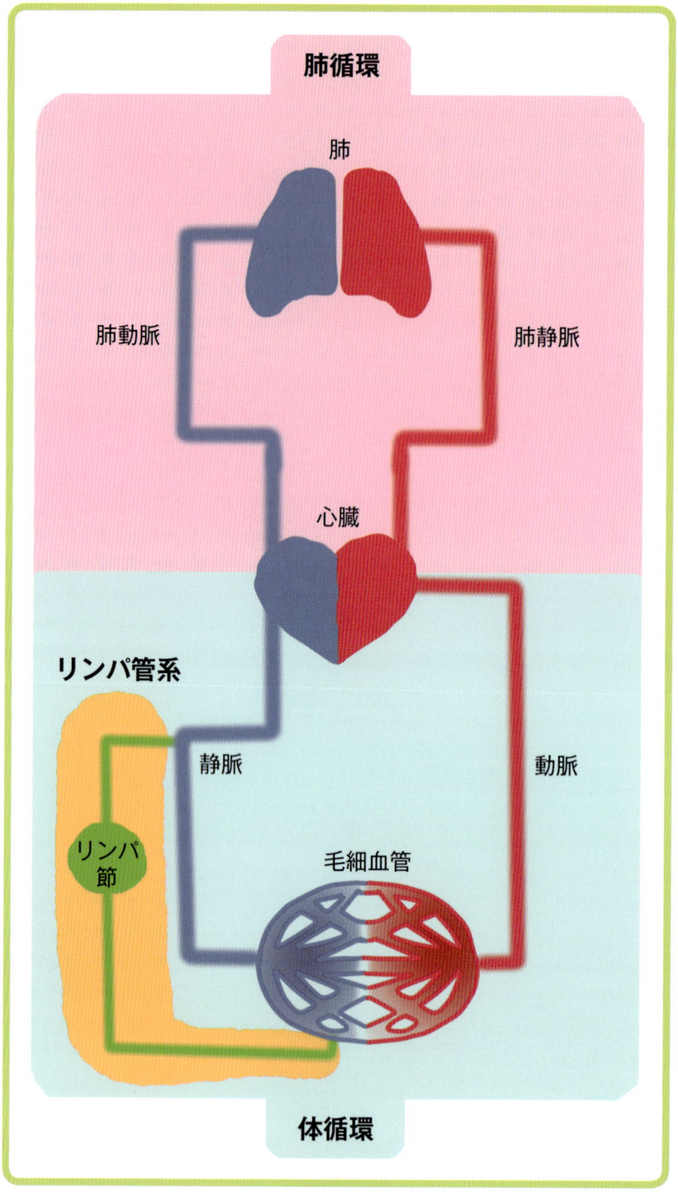

循環器系

心臓のポンプ作用を動力として血液が血管内をめぐるルートを心血管系といいます。閉鎖ルートのため、どこかに障害が起これば循環全体に影響がおよびます。

心血管系の循環

肺循環	心臓から肺をめぐり酸素と二酸化炭素などのガス交換をおこなう（右心系）
体循環	心臓から全身器官に酸素や栄養を送り老廃物などを回収する（左心系）
血　液	・細胞成分の血球（細胞内液：赤血球、白血球、血小板など） ・液体成分である血漿（細胞外液：アルブミン、フィブリノーゲン、γ-グロブリン、ホルモン、ビタミン、ブドウ糖、アミノ酸、電解質など）
血　管	・心臓から血液を各組織に送る動脈（大動脈→動脈→細動脈→毛細血管） ・組織内にあり物質のやりとりをおこなう毛細血管 ・各組織から心臓に血液を返す静脈（毛細血管→細静脈→静脈→大静脈） 静脈には動脈と関係なく皮下を走行し、多くの吻合を持つ、①浅在性静脈（皮静脈）と動脈に並行する②深在性静脈がある

※血液は全体の約70%が毛細血管に分布している。

※血管、リンパ管の構造は同じであり、量と緻密さの違いがある。特徴としては静脈と集合リンパ管には逆流防止弁がある。

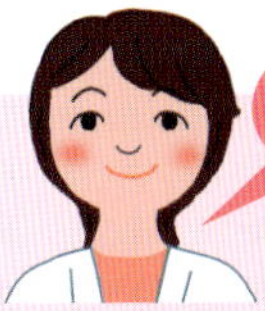

知っておこう!

うっ血と充血

「うっ血」とは、静脈の還流障害によって局所の毛細血管網の静脈血が増大した状態です。動脈から入る血液が減ります。

逆に「充血」とは、局所の毛細血管網への動脈血が増加している状態です。

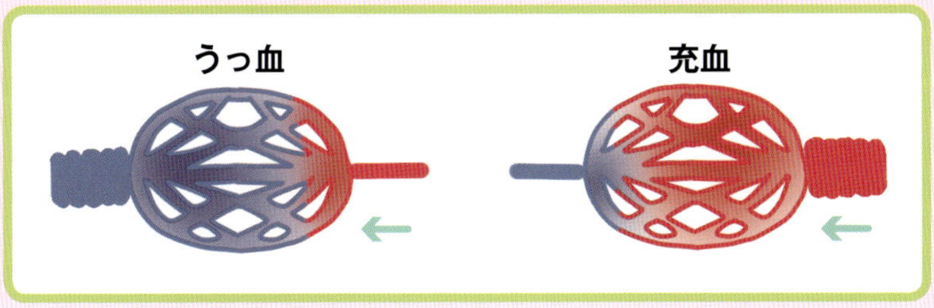

リンパ管系の循環

リンパ液はどこで作られるの？

リンパ液は、毛細血管でやりとりされる間質液が吸収される際、90%は毛細静脈へ再吸収されますが、高分子の老廃物や白血球成分、アルブミンなどのたんぱく成分、脂肪分などを含んだものがリンパ管に再吸収されたものです。そのため乳ビと呼ばれる粘稠《ねんちゅう》な（濃くねばりけのある）液体になっています。

リンパ管は末梢からリンパ液を静脈へ回収するためのルートです。血液のみが循環する心血管系は閉鎖ルートですが、リンパ管系は、血液から作りだされたリンパ液を回収し血液に返す半閉鎖ルートです。

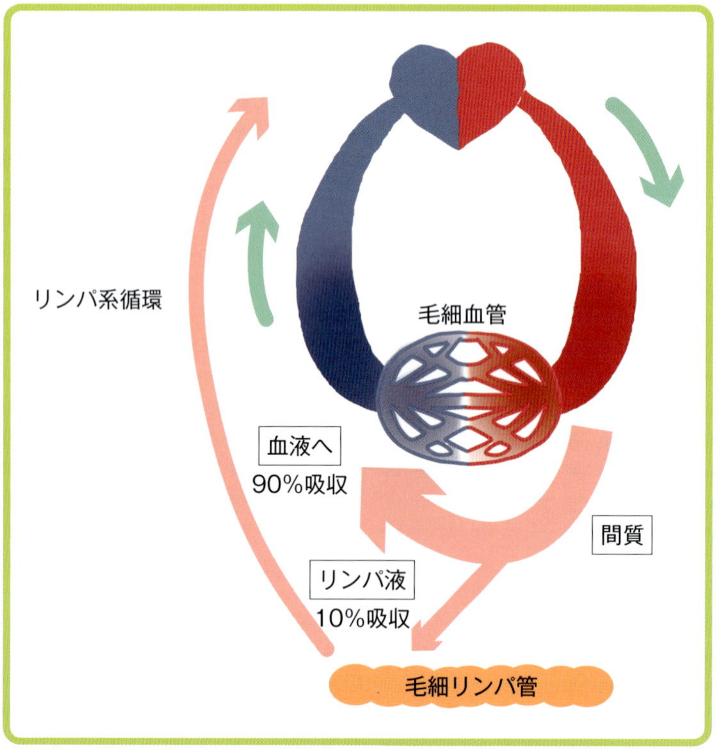

リンパ液の流れ

リンパ管の分布

皮下のリンパ管は、リンパ末端と呼ばれる起始部よりはじまる毛細リンパ管が、表皮、真皮直下から皮膚、皮下組織内を網目状に分布し走行しています。

ほぼ全身に分布していますが、動きの活発なところ（顔面、口腔、外陰部など）は密に、背部は比較的少なく分布しています。

①表在リンパ管：リンパ末端→毛細リンパ管→輸送管（逆流防止弁はない）

②集合リンパ管：筋層が規則正しくあり、逆流防止弁、リンパ節があります。

リンパ液は表在リンパ管でどちらへも流れ、集合リンパ管では末梢から中枢へ流れます。

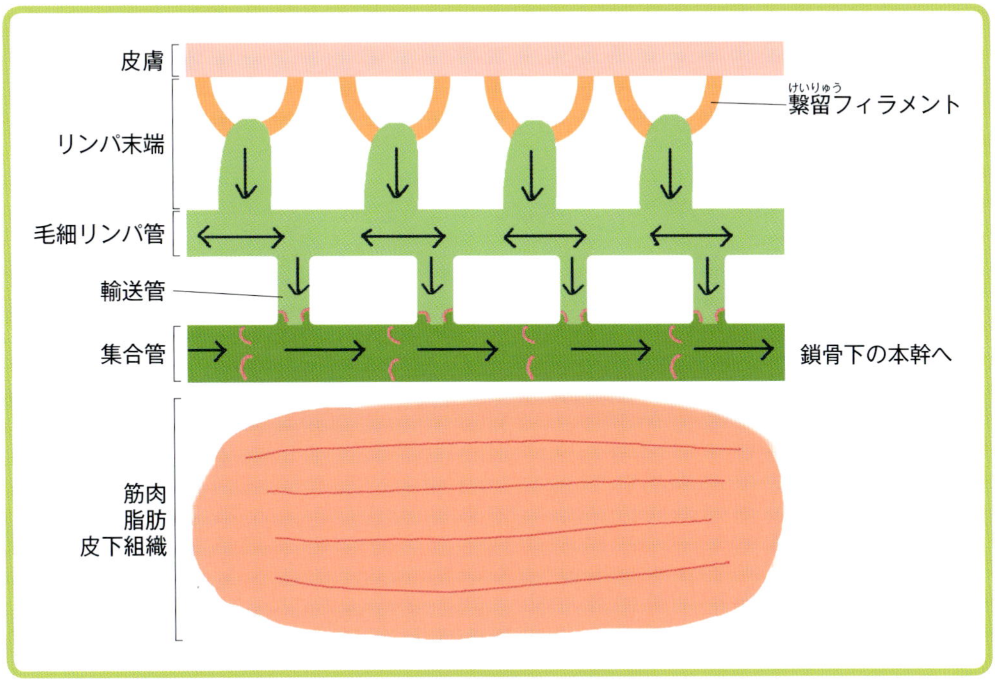

皮下リンパ

皮膚を動かすと内皮細胞に繫留フィラメントが引かれて間が開き液が末端内に取りこまれます。

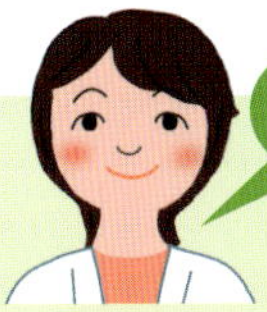

ひとやすみ

脳脊髄液

循環する体液には、血液、リンパ液ともうひとつ脳脊髄液があります。

脳脊髄液はリンパ液と同じように血液から作りだされ、静脈に返る半閉鎖循環です。

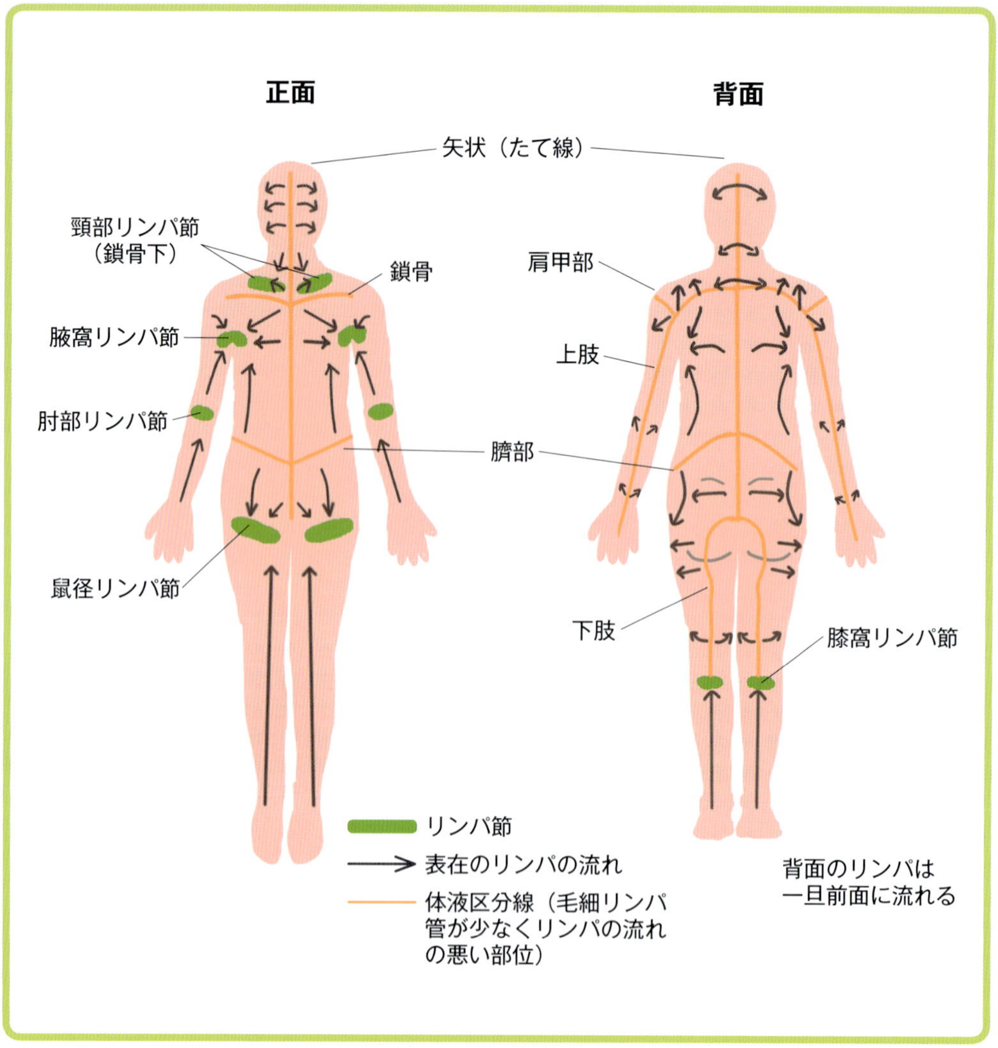

表在リンパの流れ（全体）

表在リンパ管

表在の毛細リンパ管には逆流防止弁がないので、リンパ液は管内をあらゆる方向に移動することが可能です。山に降った雨が地面にしみこみ少しずつ集まるように、リンパ液は集合管へと流入していきます。

集合リンパ管には逆流防止弁があるため走行方向があり、リンパ液は所属リンパ節へと流入します。所属リンパ節への流入は、体液区分線（毛細リンパ管が少なく流れがよくない）により分かれています。

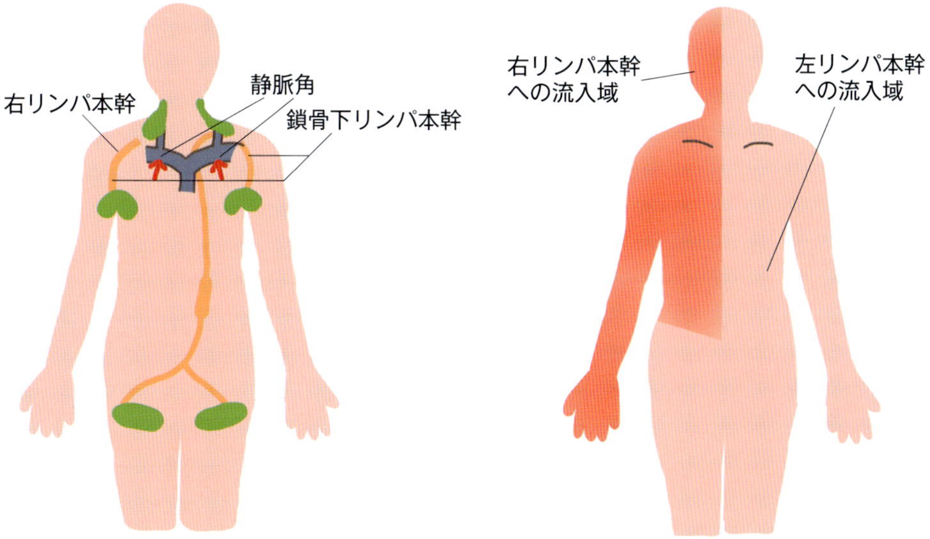

・右リンパ本幹は右上半身からのリンパを受け右側の静脈角へ入る。
・左側は胸管が両下半身（腹部を含む）と左上半身からのリンパを受け左側の静脈角へ入る。

深部リンパの流れ（全体）

四肢や体幹のリンパ液は頸部、腋窩《えきか》、鼠径《そけい》部のリンパ節を経て、深部のリンパ管に入ります。

深部リンパ管

①両下肢からのリンパ管が腹腔内で左右が合流し、乳ビ槽、胸管を経て、左上肢、顔面、頸部からのリンパ管と一緒に本幹へ入り、左鎖骨下静脈角で静脈に流入します。

②右上肢、顔面、頸部からのリンパ管は右鎖骨下静脈に流入します。

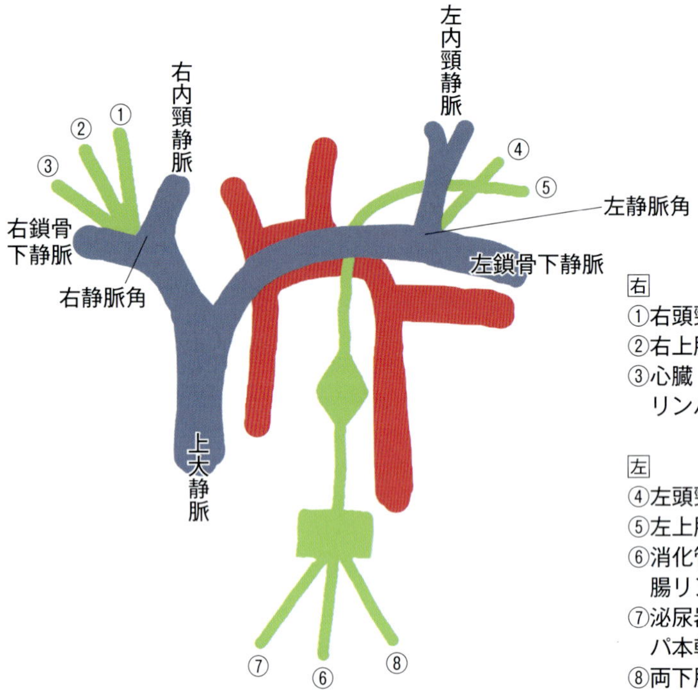

右
①右頭頸部→右頸部リンパ本幹
②右上肢→右鎖骨下リンパ本幹
③心臓・肺・気管→気管支縦隔リンパ本幹

左
④左頭頸部→左頸部リンパ本幹
⑤左上肢→左鎖骨下リンパ本幹
⑥消化管・肝臓・脾臓・膵臓→腸リンパ本幹
⑦泌尿器・生殖器→左右腰リンパ本幹
⑧両下肢→左右腰リンパ本幹

リンパ本幹

リンパ管の機能

末梢で外界からの物理的変化に反応し、異物、薬剤、代謝物質、病原性微生物、免疫細胞などをリンパ節を介して中枢へ運搬する役割をになっています。

- 外界からの刺激に対し、液体、粒子、細胞などを運搬し、体液調整をします
- 異物や老廃物などを運搬します
- 外界より侵入したウイルス、細菌などをリンパ節まで運搬し、無害化します
- 免疫反応物質をリンパ節まで運搬し、抗体産生を促します
- 外用薬や皮内に投薬された薬剤を全身へ運搬します

※内皮細胞間の接合部は簡単に開くため、腫瘍細胞がリンパ節へと移動します

※通過障害が起こると有害物質を皮膚にとどめ局所で分解、消化、肉芽化するためリンパ管炎、リンパ節炎が起こります

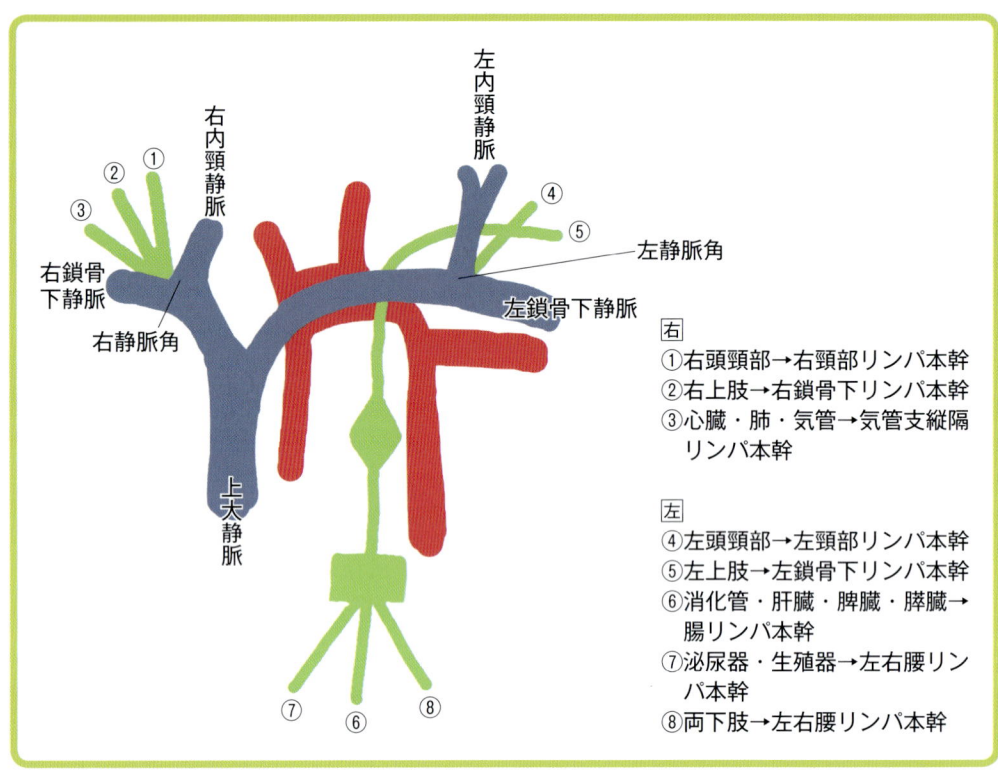

リンパ管を動かすもの

- 骨格筋の収縮（運動、マッサージ）
  →骨格筋の収縮による押し上げ（筋肉ポンプ）
- 呼吸による胸部の動き（深呼吸）
  →胸の筋肉の収縮と弛緩による胸部内の圧力の変化によります（乳ビ槽も刺激します）
- リンパ管周囲の平滑筋の収縮と弛緩（腸蠕動）
  →副交感神経優位（リラクゼーション）
- 自動運搬能
  →消化器官と同じようにー定のリズムで自律的収縮運動をしています（１分間に10回程度、末梢から静脈まで約１日かかります）

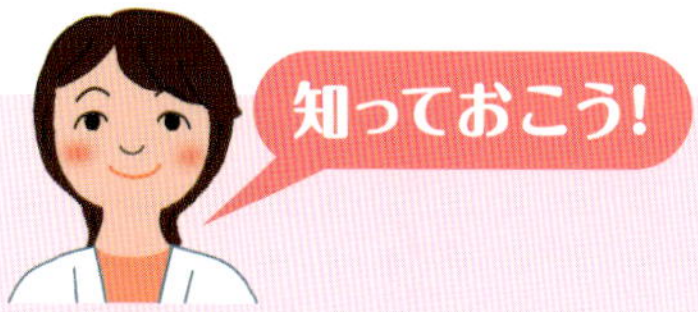

リンパ節のはなし

◎構造

リンパ節は球状または大豆状で、直径２～30mmです。主なものは頸部、腹部、鼠径部、腋窩、肘部、膝部にあります。

リンパ節には数本の輸入管と１本の輸出管があり、それぞれ逆流防止弁があります。

◎働き

①異物の除去（濾《ろ》過《か》フィルター）

②免疫に関与（リンパ球の分裂増殖）

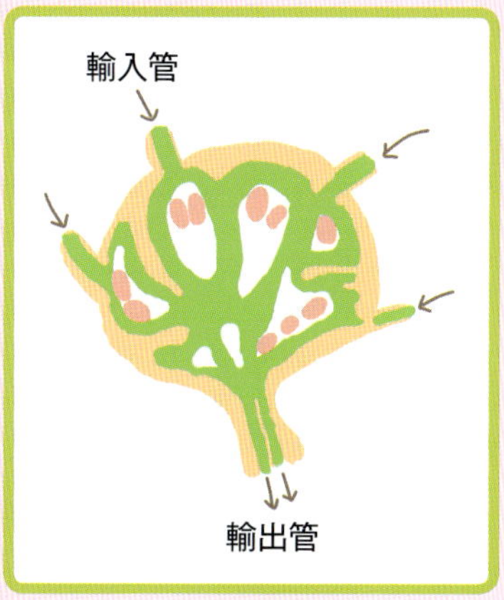

リンパ節

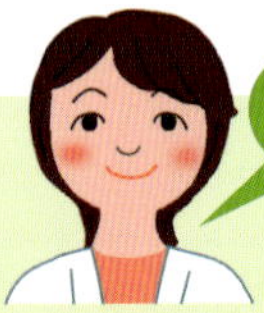

ひとやすみ

（リンパ管系の）循環を体の中から見てみよう！

◎心血管系の循環

心臓からはじまる循環系を血液の中に入って進んでみましょう。

周囲は小さな風船のようなものをつけた、たくさんの円形のものがあります。酸素を運ぶ赤血球です。

その他に白血球や血小板の血球があり、川の水のように流れているものは血漿です。

血液は心臓からポンプ作用により、20数秒で戻ってきます。

大動脈→動脈→毛細動脈→毛細静脈→静脈→大静脈→心臓へ

◎リンパ管系の循環

リンパ管系は、毛細血管から血流をはなれて小さなすき間を抜けて間質液の海に出たところからはじまります。そこには赤血球は入れないので、血漿の色をしています。

①間質液の中で細胞と酸素と二酸化炭素、栄養素と老廃物などをやり取りしたものはリンパ管の小さなすき間（繋留フィラメント）を通り「毛細リンパ管」に入ります。毛細リンパ管の中はとても静かで、心臓のポンプの波もないので穏やかに流れています。

②リンパ液は毛細リンパ管から輸送管を通り、さらに深く太い集合管へと移動します。ここまでくると胃腸などの消化管と同じように一定のリズムで自律的なリンパ管の収縮運動が感じられます。集合管には静脈と同じように逆流防止弁があり、ゆっくりと進みます。

③その先にはリンパ節があります。リンパ節にはリンパ液が流れこむ輸入管が数本あります。その中はフィルターの役割をしており、ウイルスやがん細胞などの異物を濾過しています。出口は１本しかありません。

④１カ所以上のリンパ節を通り抜けたリンパ液は、リンパ本幹と呼ばれる両鎖骨下の静脈の合流場へとはこばれ、血液中の血漿に混合されます。

この毛細リンパ管からはじまり、本幹に戻るのに約24時間かかります。

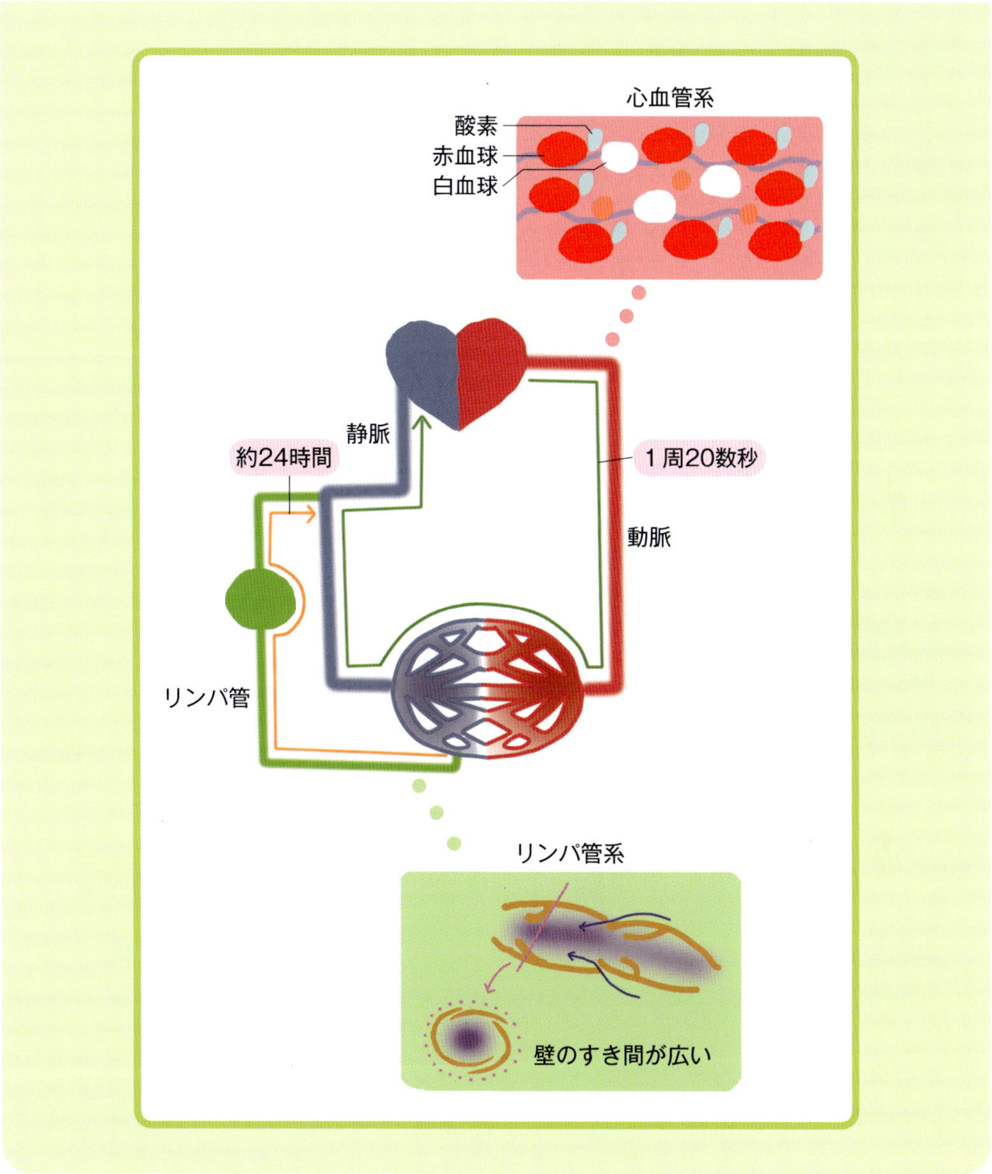
心血管系
酸素
赤血球
白血球
静脈
約24時間
1周20数秒
動脈
リンパ管
リンパ管系
壁のすき間が広い

2 浮腫の原因

浮腫の原因は？

浮腫の原因は何かを一緒に考えてみましょう。

①毛細血管静水圧の上昇
②血漿膠質浸透圧の低下
③毛細血管の透過性亢進
④リンパ管系の閉塞

- たまっているものは何でしょうか？　水分？　リンパ液？
- 体のどこにたまっているのでしょうか？　全体？　局所？
- その知識を持って看護でできるケア、サポートは何でしょうか？

体液の知識

体液の知識のおさらいをしましょう。

- 人体の約60％は水分で、残りの40％がたんぱく質、脂肪、無機質で構成されています
- その60％の水分のうち40％が細胞内液で、残りの20％が細胞外液です
- 血液は細胞内液（血球）と細胞外液（血漿）の混合液です

細胞外液のうち、５％が血管内の血漿にあり、残りは間質に漂っている間質液です。この間質液が過剰に貯留した状態を「浮腫」といいます。

細胞外液の調整

間質での水分調整をおこなっている「スターリングの力」というものがあります。スターリングの力には以下の３つの働きがあります。

- 静水圧：毛細血管を流れる血液の圧力
  血管内→外に向かう血中の水分を血管の外に濾過しようとする力
- 血漿膠質浸透圧：血液中のたんぱく質（主にアルブミン）が作りだす力
  毛細血管の外→内へ水分を引き寄せる力
- 毛細リンパ循環：間質の中に過剰に貯留した水分を回収

細胞外液を調整している力（スターリングの力）	＝	毛細血管内の血漿と間質液の調整をする力

3　浮腫の分類と特徴

浮腫の種類

浮腫には、全身性浮腫と局所性浮腫の２つがあります。

- 全身性浮腫：心臓性、肝臓性、腎臓性、内分泌疾患、薬剤性、栄養障害ほか
- 局所性浮腫：炎症性、静脈またはリンパ管閉塞性

全身性浮腫の特徴

- 多くは左右対称に起こり、体重が増加します
- 浮腫が出やすい部位があります
  ex）手背、足背、下肢前面、顔面（特に眼の周囲）など
- 圧迫すると陥没が残ります（炎症性浮腫では残りません）
  ex）靴下や下着のゴムあとが残る、靴や指輪がきつく感じるなど
- 浮腫液はたんぱく質の少ない漏出液です

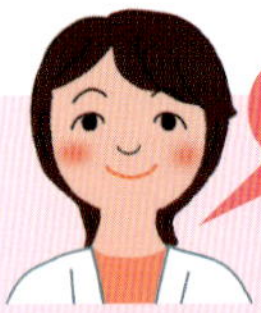

知っておこう!

食生活も考慮

貧血、低たんぱく、塩分、水分は、浮腫の原因になります。検査データとあわせて食生活を考慮しましょう。

全身性浮腫の成り立ち（心臓性）

右心不全：静水圧の上昇

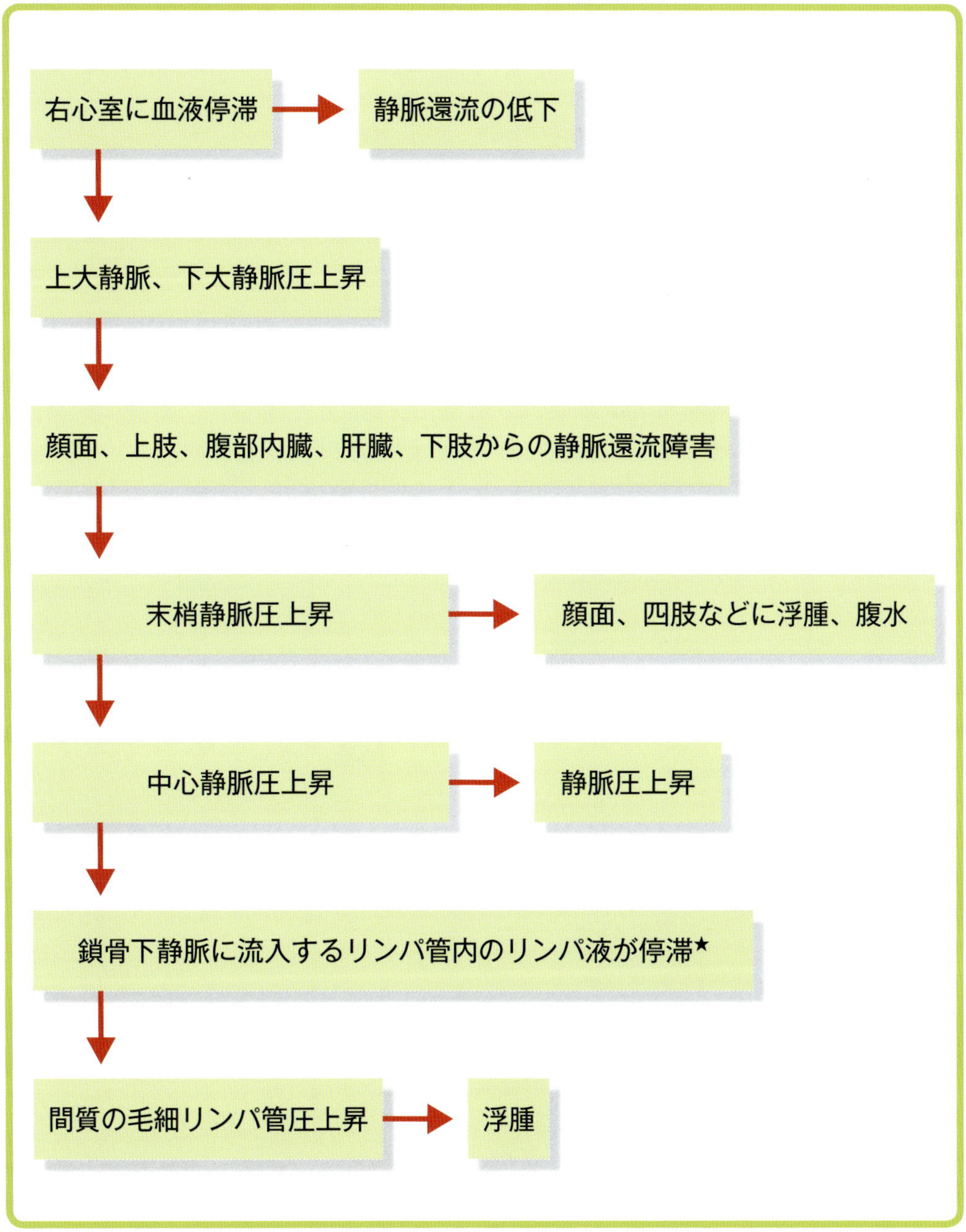

※心血管系の障害による静脈圧上昇で水分が滞るのと、★印によりリンパ液も滞り混合の浮腫となる。

左心不全：静水圧の上昇（肺循環に障害が起こる）

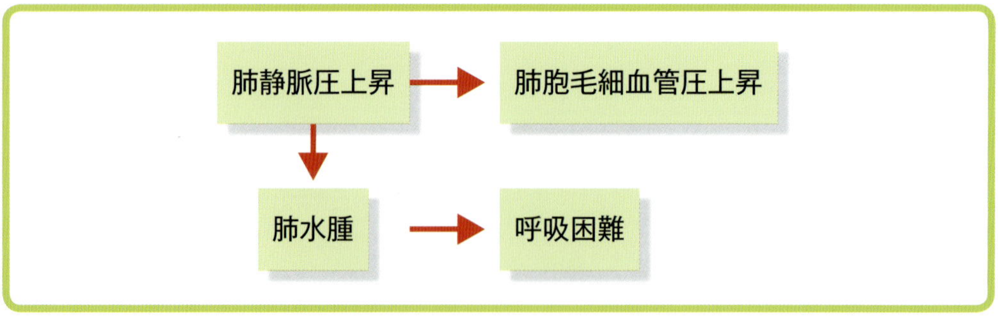

全身性浮腫の成り立ち（肝臓性）

肝不全：血漿膠質浸透圧の低下

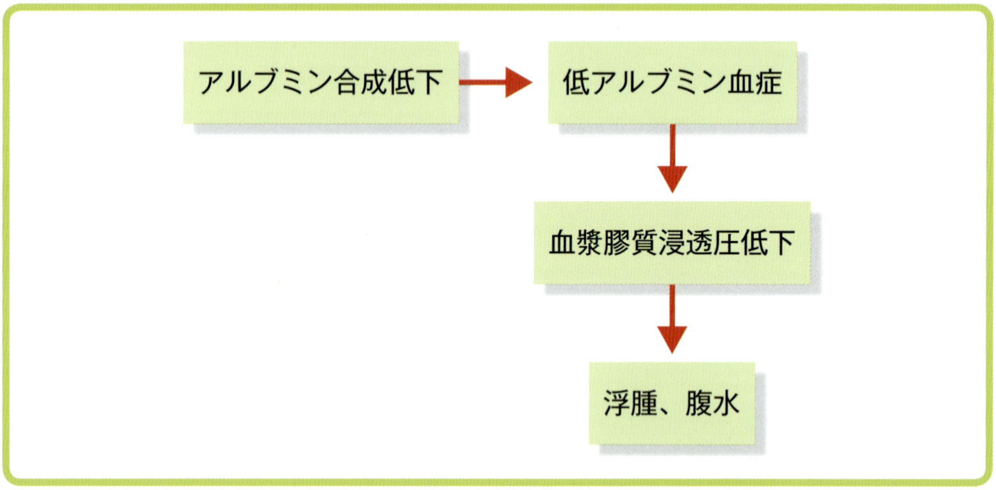

肝硬変：血漿膠質浸透圧の低下

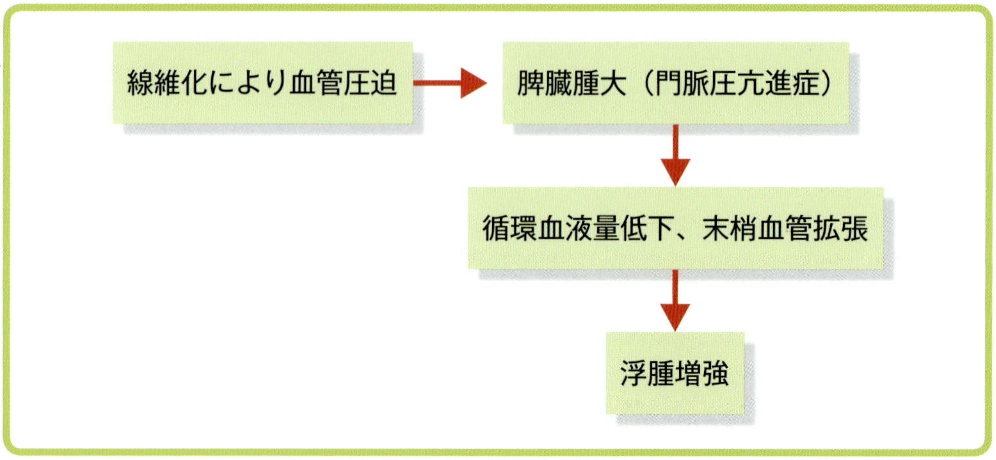

全身性浮腫の成り立ち（腎臓性）：血漿膠質浸透圧の低下

ネフローゼ症候群、腎不全

アルブミンの尿中への喪失による血漿膠質浸透圧の低下で起こります。

低アルブミン血症

糸球体腎炎、糖尿病性硬化症などがあります。

慢性腎不全：体液平衡がくずれて水・塩分の代謝異常

腎機能の低下による塩分、水分の排泄障害から起こります。

全身性浮腫の成り立ち（その他）：血漿膠質浸透圧の低下

栄養障害性浮腫

長期にわたる低栄養、飢餓、悪性腫瘍などから起こります。

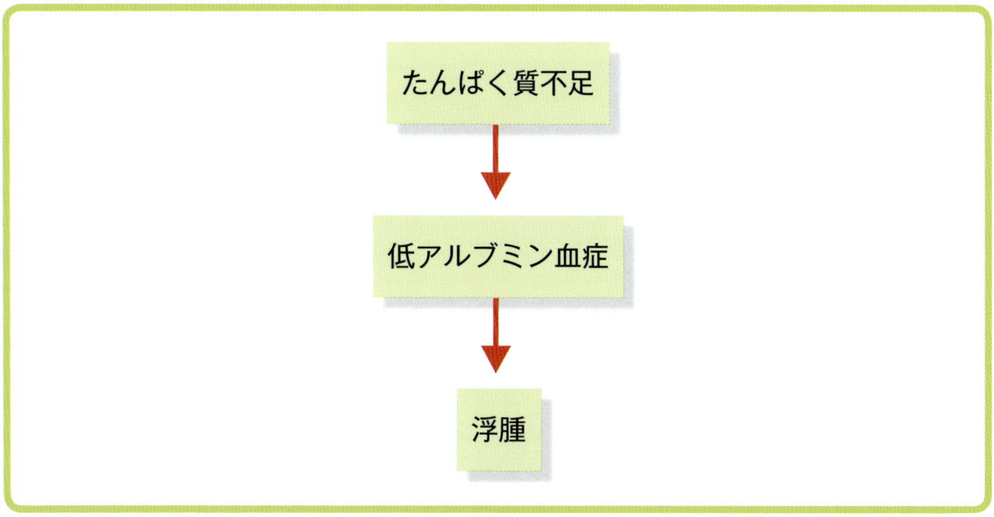

薬剤誘発性浮腫

薬剤の作用、副作用によって起こります。

- 降圧薬、利尿薬、ホルモン剤、漢方薬など、薬剤によるアレルギー

その他

- 甲状腺機能低下症
- 月経性の浮腫

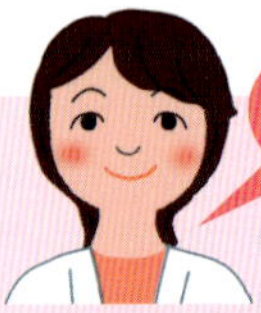

知っておこう!

サプリメントでも薬剤誘発性浮腫になる!

サプリメントの過剰摂取によって、薬剤誘発性浮腫が起こることもあります。

特にがん患者さんは、さまざまなサプリメントや水分を多量に摂取していることがあり（ビタミン大量療法、水療法など)、代謝の低下や水分のとりすぎによって浮腫が起こるケースがあります。

局所性浮腫の特徴

- 外傷、虫さされ、皮膚の炎症、感染など、原因が明らかです（腫脹と表現されることが多い）
- 炎症症状（発赤、熱感、疼痛）を伴います
- 浮腫液は、たんぱく質の多い滲出液です

局所性浮腫の主な原因疾患

静脈性浮腫

- 血栓性静脈炎
- 深部静脈血栓症

リンパ性浮腫

- 原発性（一次性）：先天性、早発性、晩発性リンパ浮腫
- 続発性（二次性）：手術後や外傷後、悪性リンパ浮腫
- 寄生虫
- がん性リンパ管症

静脈性浮腫の成り立ち（静脈血栓症）

静脈内の血栓の原因には、以下のものがあります。

- 血液凝固能の亢進
- 静脈の血流の停滞、緩徐化
- 静脈血管壁の損傷

リンパ性浮腫の成り立ち（続発性）

リンパ管の切断や狭窄などにより、皮下組織に体液がたまって起きたむくみです。

手術後や、放射線治療でリンパ行路に損傷があれば、その部位より末梢にリンパ液が滞って起こります。

がん性リンパ管症

がん細胞がリンパ管に侵入してリンパ流を障害するものです。

その他の浮腫（体腔に起こる浮腫）

- 特殊な局所性の浮腫として腹水、胸水、心嚢水などがあります
- 体腔は空気の存在しない閉鎖された空間で、胸腔、腹腔、脳脊髄腔、関節腔、心嚢腔などがあります

その他の一般的なむくみの原因

- 塩分、アルコールの過剰摂取
- 糖質、電解質のアンバランス
- 下肢筋力の低下、圧迫
- 水分代謝の低下
- 骨格、筋肉のゆがみ

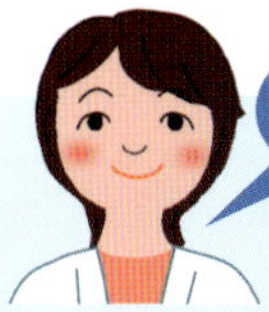

こんなときは?

制限食やダイエット

極端な制限食やダイエットなどで浮腫が起こることもあります。

体を健康的に維持するためには、食事はバランスよくとるように指導しましょう。

第2章

ラップドレナージ

1 ラップドレナージの特長と目的

ラップドレナージとは？

NURSING THERAPYの基本をもとに、リンパ浮腫に特化したリンパ液を流す手技ではなく、どのような原因の「浮腫（むくみ)」にも対応でき、むくんでつらい部位が少し楽になる看護技術として考案しました。生命を維持していく体を保つこと、栄養・酸素・必要な薬剤などが体のすみずみに届き、取りこめる体にするためのサポートであり、体液の流れを促す安全性の高いアプローチです。

安全第一

- 手技によって悪化させないことが前提です。動く部位を動く範囲内でゆっくりアプローチします（時には浮腫の部位はさわらないこともあります）
- 重度の浮腫、原因がさまざまな浮腫を考慮し、大きな関節は動かしません
- 心機能、腎機能、リンパ管の排水能力を考え、体に負担を与えないように、解剖学的な流れに沿って体液を流すよりも分散、平均化を目的としています
- 末梢（手指、足指）の変化の小さい部位からアプローチします

簡単で楽にできる

- 基本的に３つのテクニック（リカバリング、メルティング、バランシング）でおこないます
- 時間、回数、順番に決まりはありません

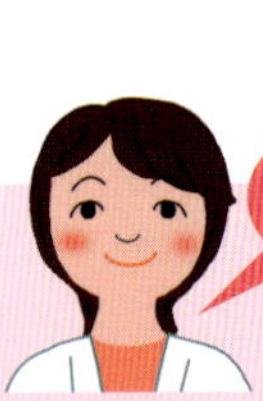

知っておこう!

NURSING THERAPYとは

NURSING THERAPYとは、さまざまな理由で、日常生活に身体的な支障のある人に添いながら、看護の視点で自立の援助をしていくことです。

- 患者さんに服を脱いでもらう必要がなく、衣服、薄いかけ物の上からでも可能です
- 浮腫の部位、程度に関係なく同じテクニックが使用できます
- セルフケアとして伝えたり、家族がおこなうことも可能です
- 簡単なツールを使用することによって、誰でも同じケアができます

患者さん（相手）を少しでも楽にする援助

- 楽な体位でおこないます（体位を制限しない、途中で動くことも可能）
- 他の療法との併用が可能です
- ソフトでゆっくりとしたテクニックで施術者も楽におこなうことができます

リンパ浮腫に対するケア

浮腫に対するマッサージの多くは、主に患部を末梢から中枢へと施術します。それに対して、リンパ浮腫に対するマッサージ（リンパドレナージ）は、中枢から末梢への施術が基本となっています。

一般的なリンパ浮腫のケア

リンパドレナージは、主に以下のようにおこなわれています。

①方向はリンパの流れに沿わせます

②動きはゆっくりと手のひらで円を描くようにします

③常に一定の圧力でおこないます

④圧力は滑らかにかけます

現在、リンパ浮腫のケアとして伝えられているものは、MDLという患肢に貯留したリンパ液を、リンパ管の障害のある部分を迂回して正常機能をもったリンパ節に入る毛細リンパ管のネットワークまで誘導するものがほとんどで、主な特徴としては、以下があります。

- スキンケア
- 皮膚表面をずらし、皮下組織のリンパ管にアプローチする手技です
- リンパ液を流す目的で決まった方向性を持ちます
- 圧迫療法、運動との併用が必要です

ラップドレナージを使ったリンパ浮腫のケア

ラップドレナージは、リンパ浮腫だけでなくさまざまな浮腫に対してアプローチをするためのものです。

解剖のテキストを見ると骨、筋肉（筋線維や筋膜など）に付随する神経、血管、リンパ管などはそれぞれがねじれ、たくさんの枝にわかれています。そして体液が貯留することにより、さらに圧迫されねじれを生じています。

これを安全で簡単に心地よい手技で改善することを目的に、以下を考慮しました。

- ねじれやゆがみが生じたり、さまざまな理由で疲労した骨格筋を整える
  →バランスをとる
- 平滑筋（内臓筋など）の動きを整える
  →副交感神経優位、すなわちリラックスすること、不快は伴わない
- 熱を利用して流れを促す
  →両手を密着させて、はさむことによりお互いの体温で温められる
- 安全第一優先（悪化させない、現状維持）
  →患者さんの反応を優先する
  →特定の部位に特化せず全体が楽になるように意識する

ラップドレナージの基本用語とテクニック

DVD

マッサージ、トリートメント、指圧、整体などの「押す、もむ、さする、たたく、ねじるなど」は、施術をする側中心の言葉です。ラップドレナージでは患者さんの反応をテクニックの用語としています。

体はひとつにつながっているととらえ、部分的にではなく体全体の動き、流れ、相手が感じることを重視しています。

リカバリング（R）：回復してくる

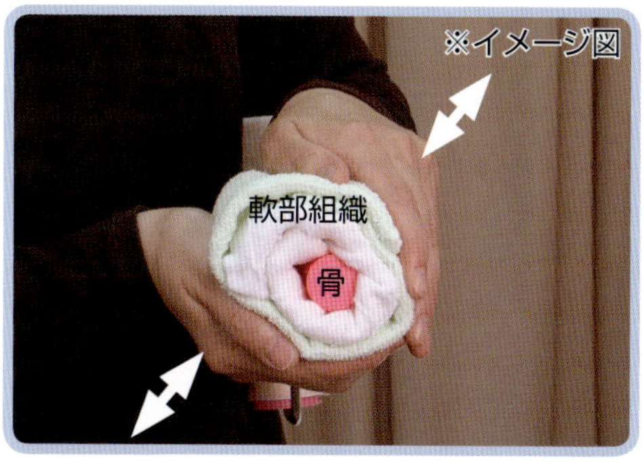

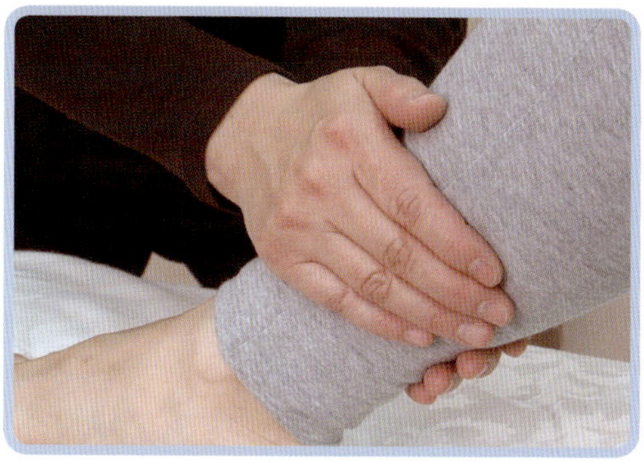

- 最小の力で沈めた組織の戻りを感じます。
- 皮膚や筋肉の弾力の回復を促します。
- 両手の中に包んだ患者さんの体が、ふんわりと広がってくるような感覚でおこないます。
- リカバリングの幅は数mmでよいです。

メルティング（M）：解けてくる

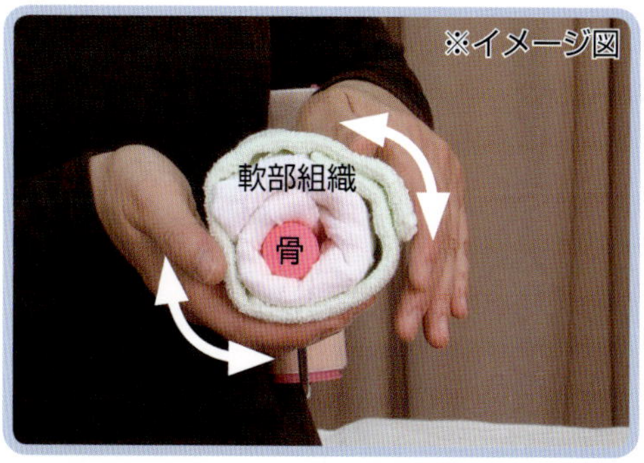

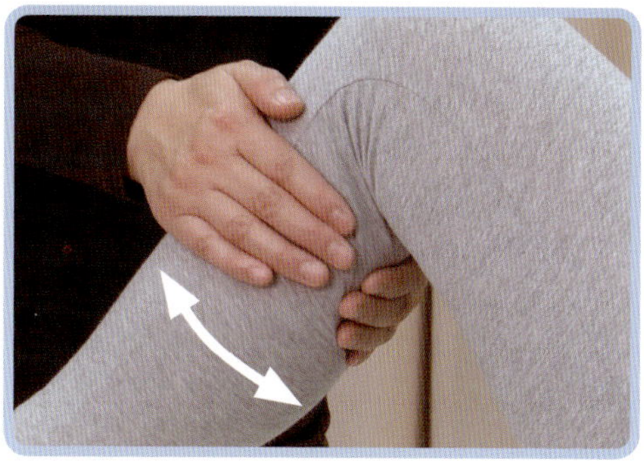

- 硬くなった関節や組織などが温かくなり、解けるような感じをイメージします。
- 塊がばらばらになり液体ですき間が潤う感じをイメージします。
- 添えている手は密着させ、皮膚や筋肉の動く方向に動くだけついていき、戻りを促します。

バランシング（B）：バランスをとる

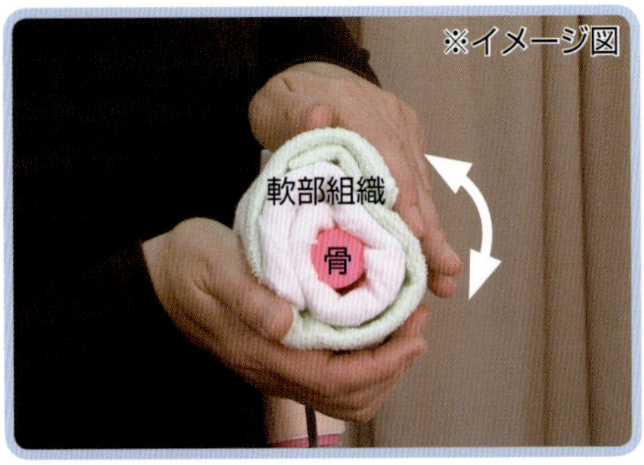

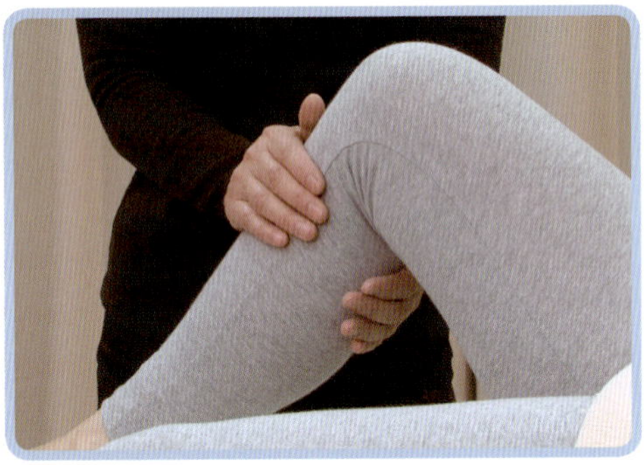

- リカバリング、メルティングをするときに、四肢などの筒状の部位が骨を中心に周りの組織が均等にゆるむ感じをイメージします。
- 固まったものが元に戻ったり、解けるイメージです。

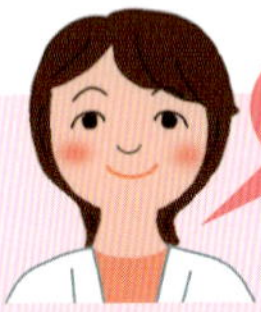

知っておこう!

実際に３つをまとめてラップドレナージをおこなうと…

むくんだ部位は同じ硬さ、太さではありません。
やわらかくするだけではなく、均一になるようにゆるめていくことが大切です。

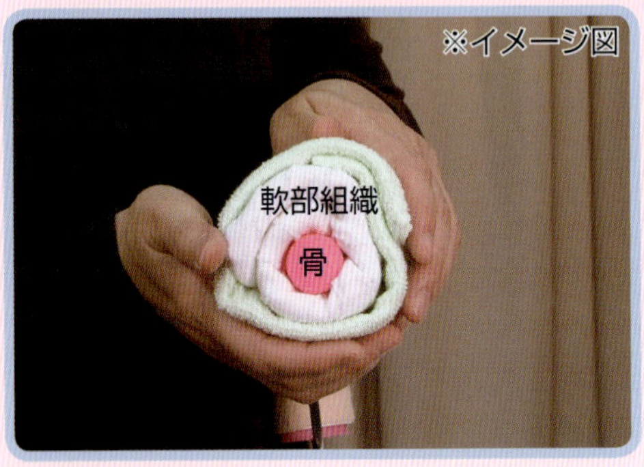

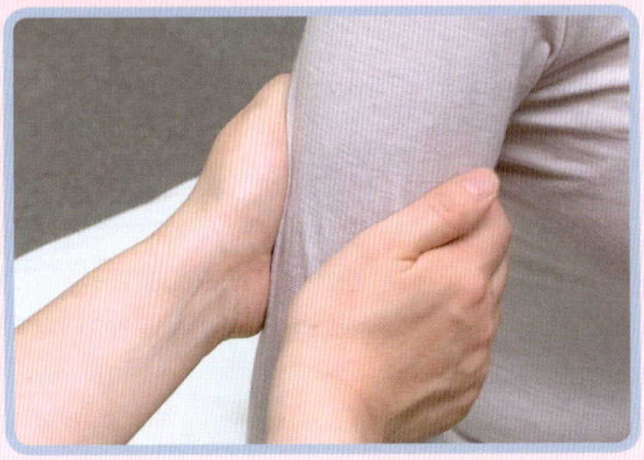

ラップドレナージの目的

体の中の流れをスムーズにする

体にアプローチする目的は、体を今より少し楽にすることにあります。

体液の流れをスムーズにサポートすることによって、呼吸が楽にできるようになります。

安全にアプローチ

患者さんの体に添う（呼吸を合わせる）ことで組織の回復を促し、小さい力で患者さんの体に働きかけ、患者さん自らの反応を待つことによって安全にアプローチすることができます。

副交感神経に働きかける

ゆっくりと優しいタッチによって安心感と心地よさを提供することで、患者さんを楽にすることができます。副交感神経に作用し、ゆっくりと眠ってしまいますので体力の回復を促します。

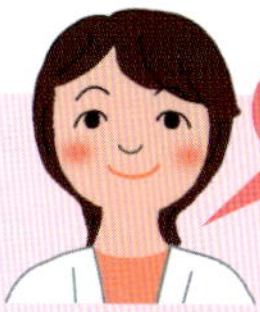

知っておこう!

手を密着させるコツ！

患者さんの体にソフトに手を密着させるには、親指を四指とくっつけて触れましょう。面として密着を感じることができます。また強い力で握ってしまいそうな場合、普段使わない手や指で触れてみてください。

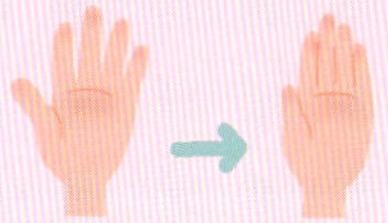

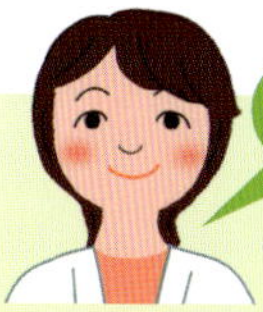

ひとやすみ

BODY QUEST（体の探索）

前章で解剖生理を学習しました。それを活かして滞った部位を知り、どこをゆるめれば体液が流れるかを探しながら、患者さんに負担がかからないよう少しずつおこないましょう。

がんばらなくて、いいんです。

2 浮腫のアセスメントと評価

問診・視診・触診

DVD

問　診

問診にて既往歴、現在の症状の有無、気になること、注意事項など以下のことを聴きとります（触れてほしくない場所など）。

今からおこなう手技の説明をして、質問があれば返答します。

1 **経過**（いつから出現したか？　徐々にか急にか？　日内変動はあるか？）

2 **日常生活において困っていること**（ADL障害）

3 **基礎（原因）疾患、既往歴、手術歴**（リンパ節郭清の有無）、**治療歴**（放射線治療、抗がん剤など）

4 **職業**（立ち時間、労働の程度、浮腫部位の使い方）

5 **アレルギーの有無**（食事、薬物、化粧品、植物、動物、摩擦など）

6 **使用薬剤**（抗がん剤、ホルモン剤、降圧薬、下剤、利尿薬、漢方薬、ビタミン剤、サプリメント）

7 **自覚症状**（疼痛、倦怠感、食欲、脱力、体重の変化、しびれ）

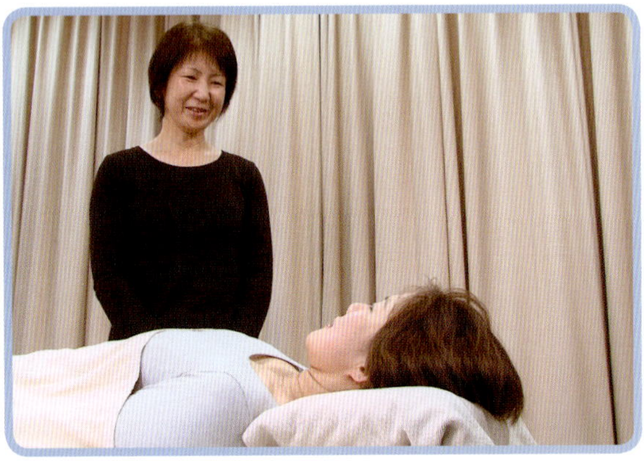

視診・触診

実際に見て、触って、左右差などを比較しておきます。
写真に撮って記録しておくことをおすすめします。

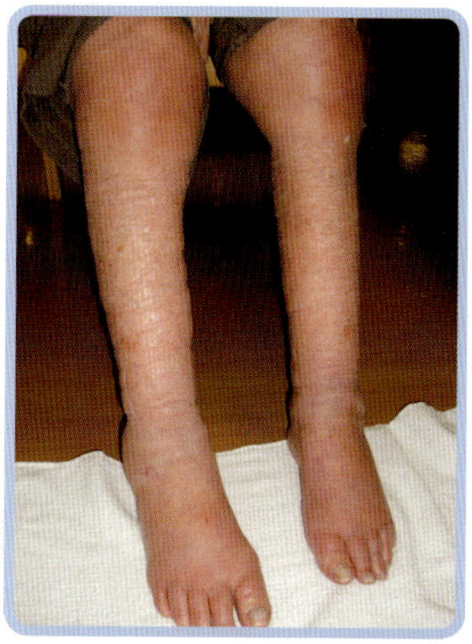

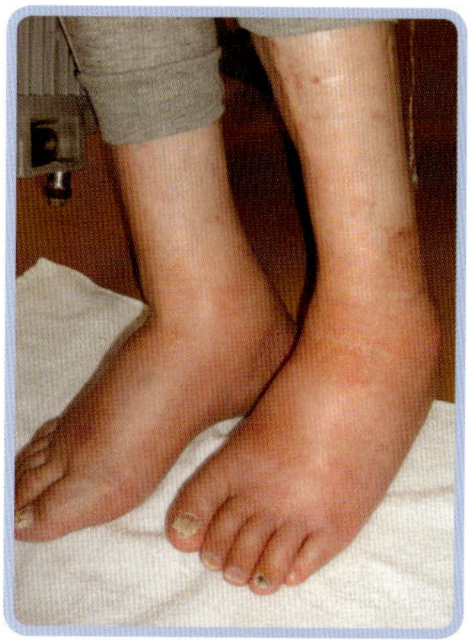

1 **出現部位**（全身、局所、両側、片側）

2 **皮膚の状態**（色、熱感、冷感、乾燥・湿潤、発赤など）

3 **循環の状態**（チアノーゼ、動脈触知、静脈）

4 **創傷の有無**（虫さされ、トゲ、かきむしり）

5 **圧痕の有無**（押す、つまむ〈シュテンマーサイン〉）

6 **皮膚の硬さ**（表面の状態）

7 **合併症の有無**（蜂《ほう》窩《か》織炎《しきえん》、皮膚炎、水疱《すいほう》、潰《かい》瘍《よう》など）

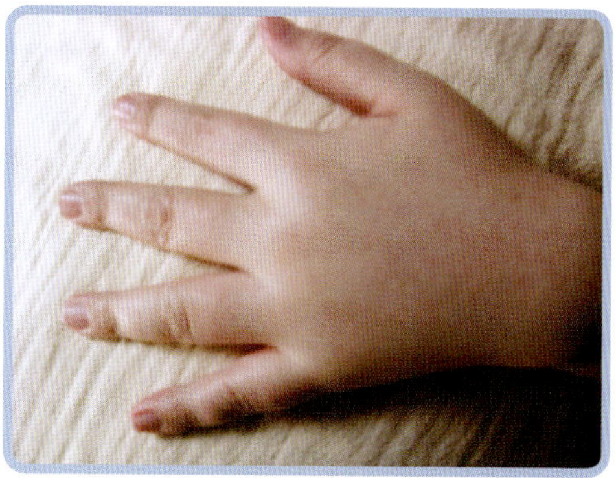

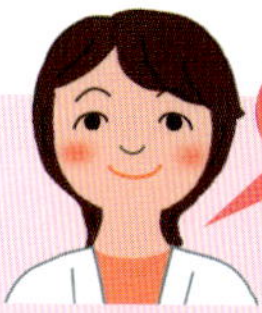

知っておこう!

シュテンマーサイン

リンパ浮腫がある時に指のつけ根の皮膚（足は第２趾、手は第３指）を指でつまみ上げられるかどうかを見ます。つまみ上げられなければ陽性です。

計　測

患肢で浮腫がある部位を数カ所決めておき（ひざの○○から何cm、手首から何cmなど）、毎回同じ場所を計測し記録します。左右差がある場合は、両側同じ部位を計測します。

施術「前」を見ておかなければ、施術「後」の評価ができません。

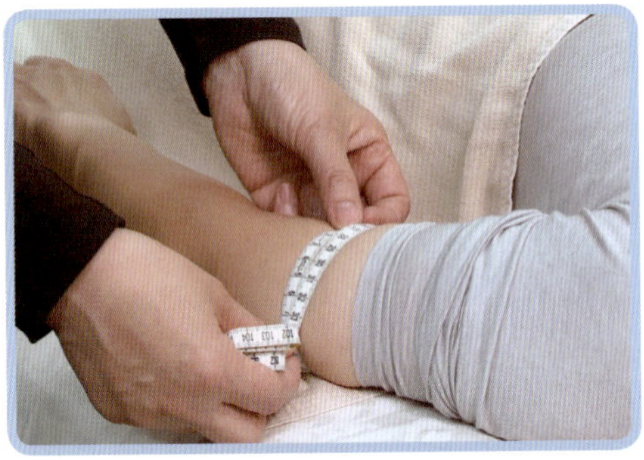

1 **浮腫部位の周径**

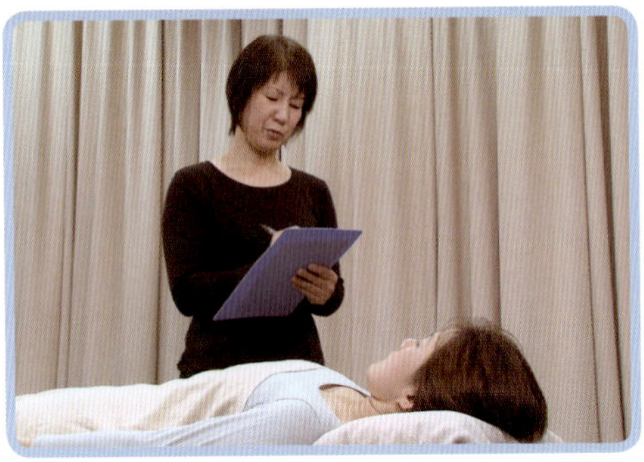

2 **体積**（体重）

3 **バイタルサイン**（血圧、体温）

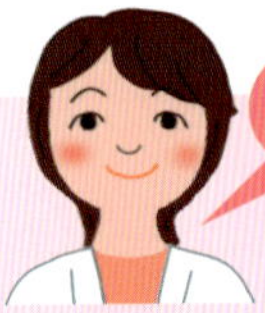

知っておこう!

時間の経過をみよう！

ドレナージにより周径が減り、体重も減ればよいですが、周径は減ったのに体重の変化がない場合は要注意！

体内で体液が移動しただけで排泄されず、心肺に負担がかかることもあります。体が代謝しはじめるのには個人差があります。すぐに結果を求めず経時的変化を観察しましょう。

3 ラップドレナージの準備・環境整備

準備・環境整備

- 寝衣やシーツを巻き込んだり、しわができていないか確認します。
- ベッドとの接地面を見ておきます。ひざの裏、腰、肩、首のうしろのすき間などがどのくらい空いているかを見ておきます。

軽く触れたときの感触を重視します。皮膚や筋肉の弾力、動きの左右差、温冷感、呼吸状態などを確認しておきます。

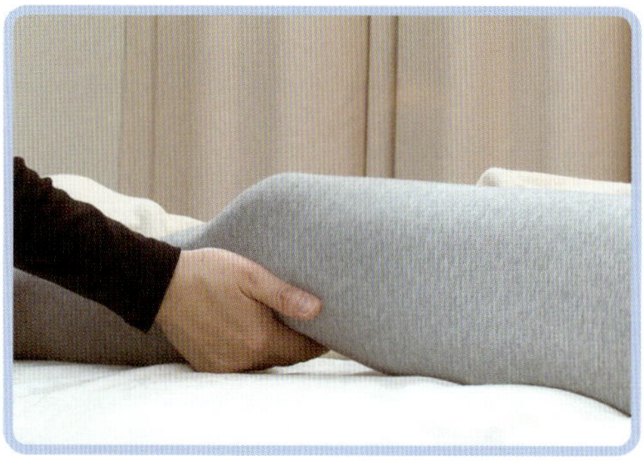

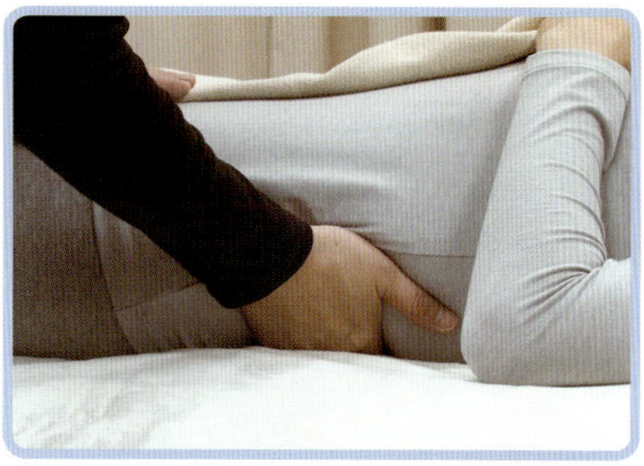

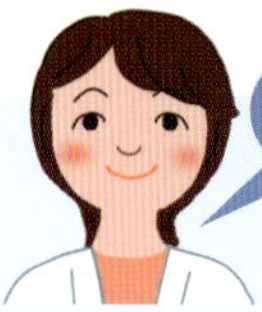

こんなときは?

ちょっとした気づかい「背抜き」

エアマットを使用している患者さんは動けないことも多く、背中に異物があっても自分でとり除くことができません。背部がシーツに密着して不快なこともあります。日頃からちょっと背中に手を入れる「背抜き」をして安楽を提供しましょう。

イージーポジショニング

患者さんに楽な姿勢で臥位になってもらいます。保温に留意してかけ物をかけます。

実際に各部に手を差し入れ、接地面を確認し、すき間があって苦痛であればクッションやタオルなどですき間を埋めます。枕の位置を調整するだけでも、かなり楽になります。

足がむくんで外に向いている場合は、無理にまっすぐにせず、患者さんが楽な体勢をとってもらって、その状態でおこないます。

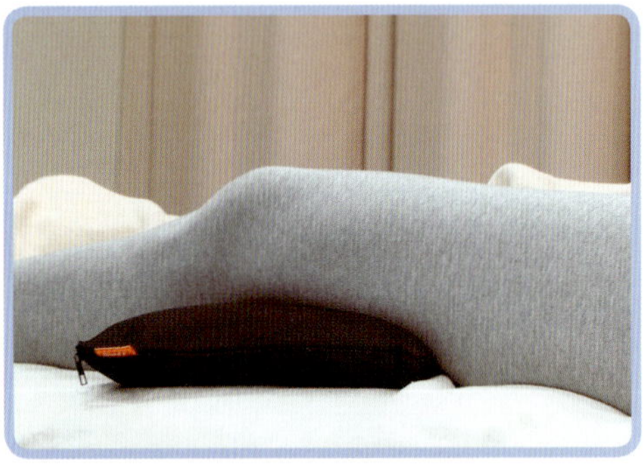

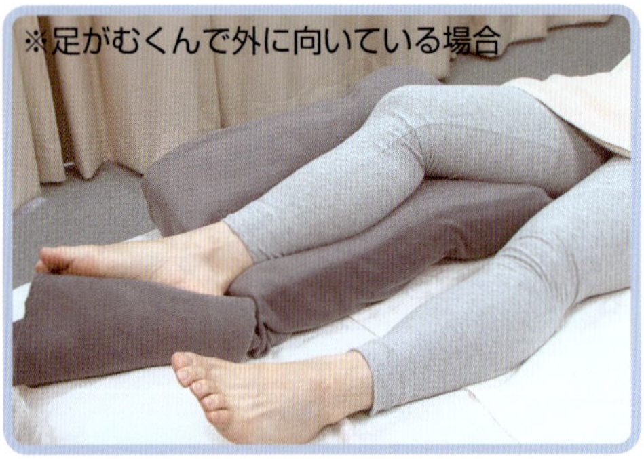

※足がむくんで外に向いている場合

不必要な露出を避ける

1枚かけ物があると安心感があります。服を脱がさずおこなうのでと過信せず、配慮しましょう。

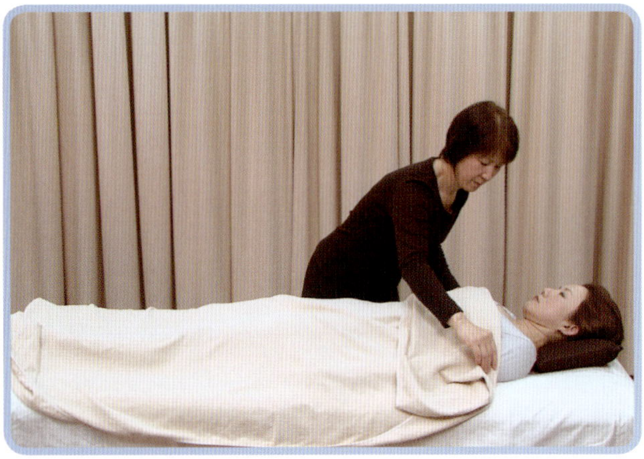

事前説明

施術中に動いてもよいこと、途中でトイレに行ってもよいことを説明します。また、途中で声をかけます。

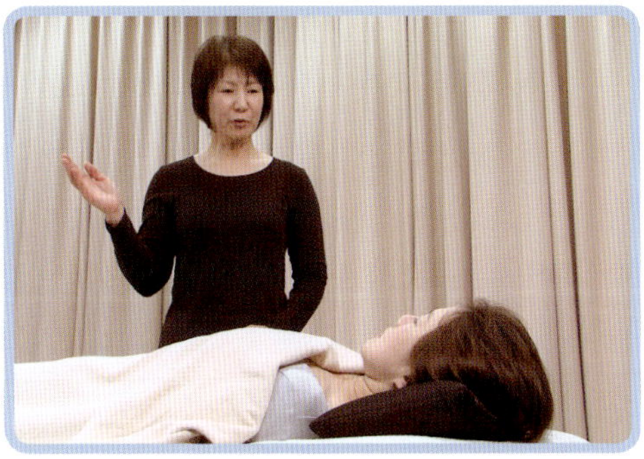

施術者の体勢

施術者自身が、長時間楽に動ける位置、距離を確保します。ベッドの高さを変更できる場合は調整しましょう。

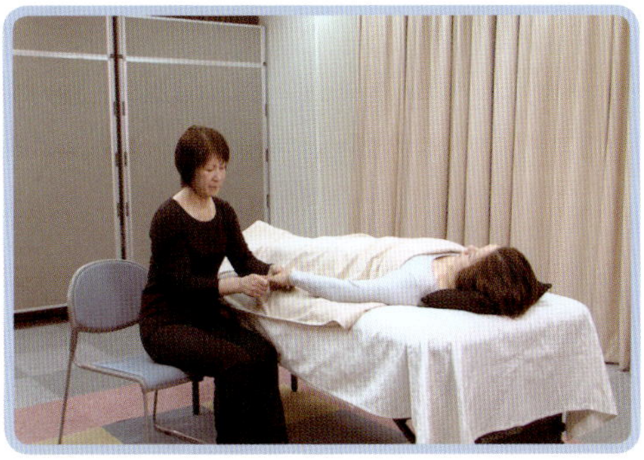

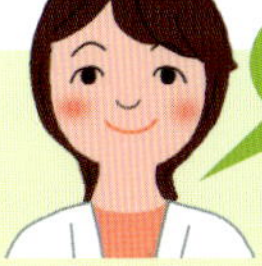

ひとやすみ

誰でもできるラップドレナージ

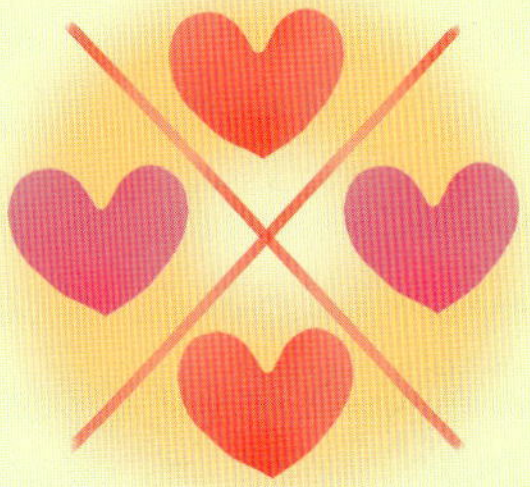

上肢や下肢のラップドレナージは、子どもと一緒にもできます。

わかりやすい言葉で言うと「こ～ろころ、く～にゃくにゃ、ふわ～～」というイメージです。

ゆっくりおこなってください。

4　ラップドレナージ　ステップ1

ドレナージの前に

ドレナージの前に体全体を少し動かしておきます。

以下の局所のドレナージをおこなう前に、体全体を少しゆるめて体液を少しでも流れやすくする目的で準備をしておきます。「深呼吸」「リップル」「ロッキング」のうち、どれかできるものをおこないます。

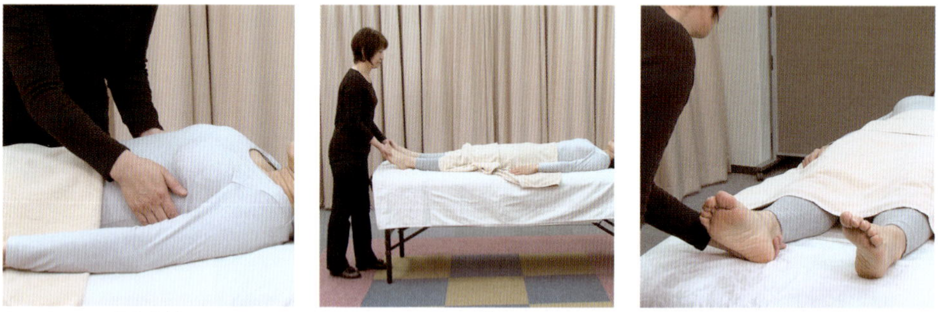

深呼吸　　リップル　　ロッキング

ドレナージの前に：どれかできるものをおこなう

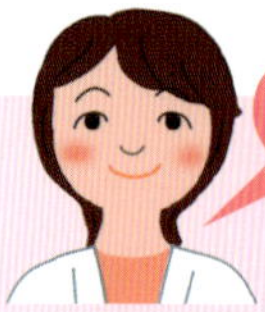

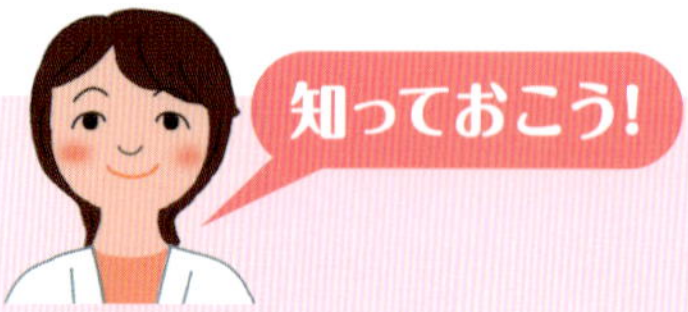

知っておこう!

患者さんに合わせた体の準備

患者さんの寝ている状態を見て、「深呼吸」「リップル」「ロッキング」を選ぶ方法がありますが、まずは「呼吸」を整え、動きを起こしましょう。これだけでも体液が動くこともあります。

エアマットでは、リップル・ロッキングはマットが揺れてしまいうまくできません。深呼吸で対応してください。

深呼吸

DVD

患者さんが自分で深呼吸できる場合

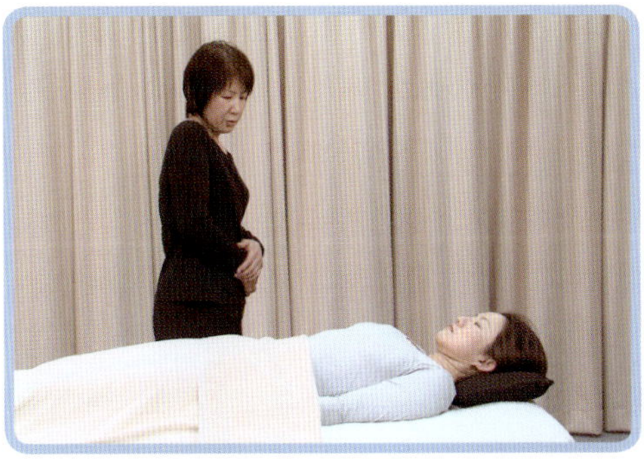

1 声かけをして片方の肩をすくめてもらいます。鎖骨下リンパ節へもはたらきかけます。

両方一度にしてもかまいませんが、片方ずつのほうが安全です。

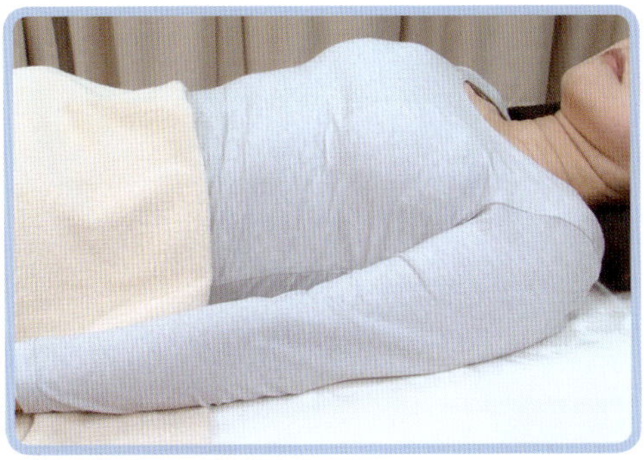

2 肋間が開くように息を吸い、息をはきながらもとに戻してもらいます。

3 片方ずつ１～２回おこないます。

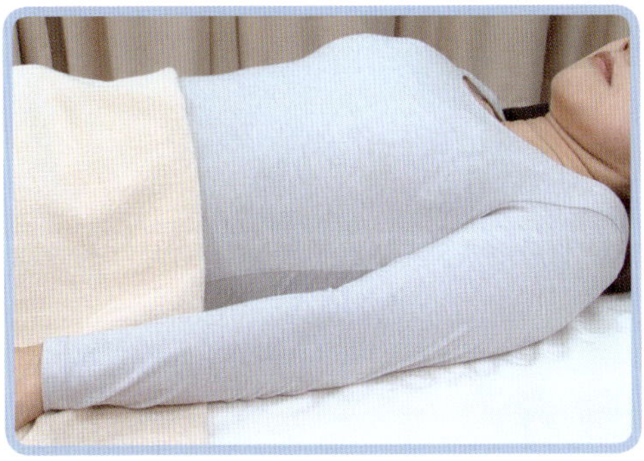

腕は曲げてものばしても、かまいません。

患者さんが自分で深呼吸できない場合

胸郭に軽く手を密着して当て、患者さんの呼吸を観察しながら、１～２呼吸してもらいます。

吸気のサポート

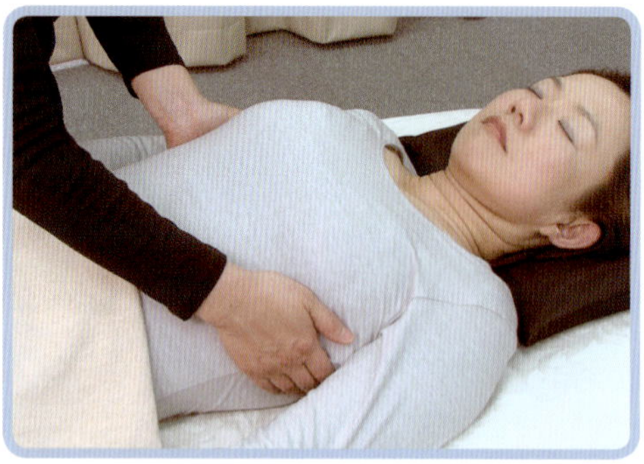

1 吸気のときに少し頭側に胸郭が動くように、施術者の手を添わせてサポートします。

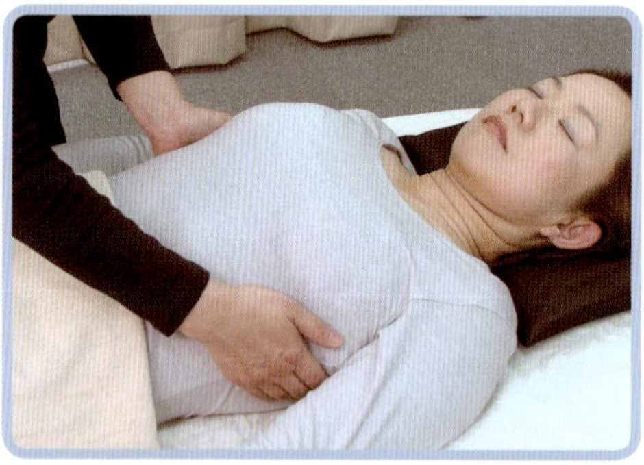

2 呼気のときには手をゆるめ、患者さんに自分のペースで息をはいてもらいます。

手の圧はかけません。

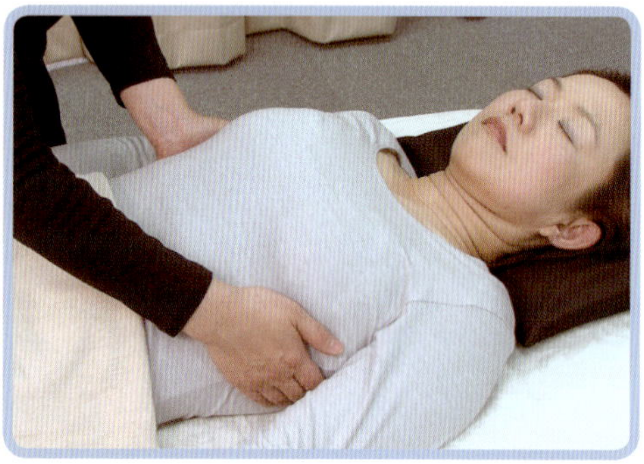

3 自然な呼吸をしてもらいます。

呼気のサポート

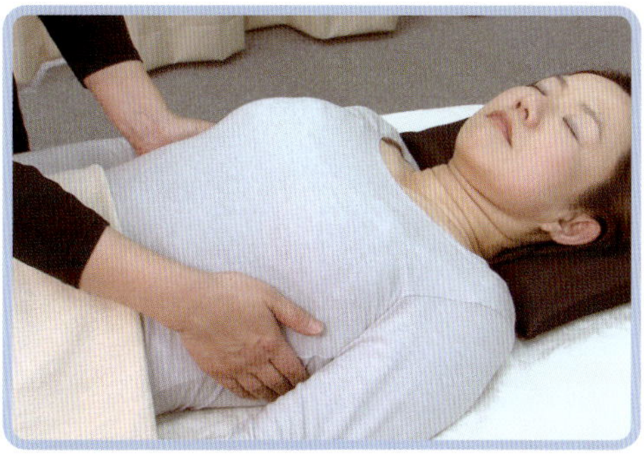

1 呼気のときに少し足側に胸郭が動くように、施術者の手を添わせてサポートします。

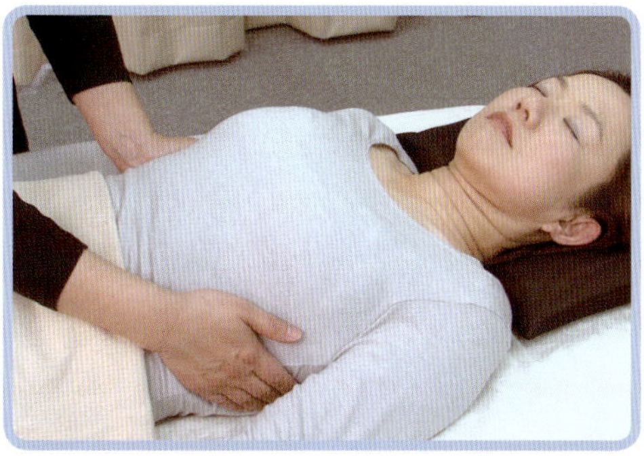

2 吸気のときには手をゆるめ、患者さんに自分のペースで息を吸ってもらいます。

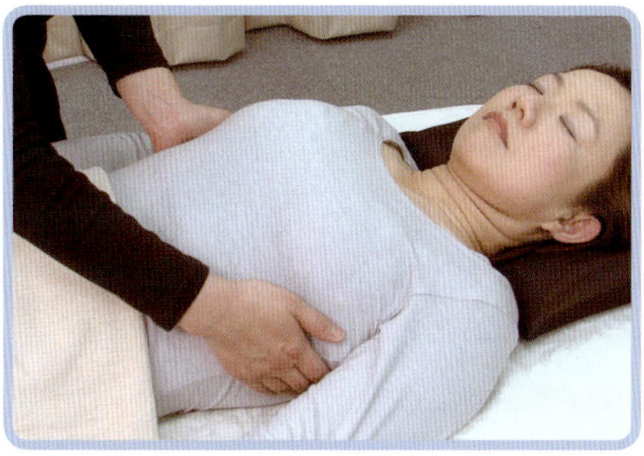

3 自然な呼吸をしてもらいます。

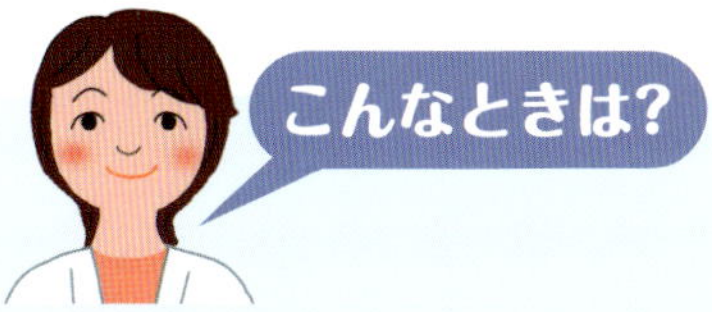

深呼吸のサポート

吸気、呼気のどちらか一方をサポートします。
呼吸リハビリではなくサポートなので、両方おこなうと苦しいことがあります。

リップル（縦の波）

患者さんの足の裏から頭にむけて小さな波をおくり、体を縦に動かします。

つま先で立って小さくジャンプしている状態を臥位でおこなっているイメージです。

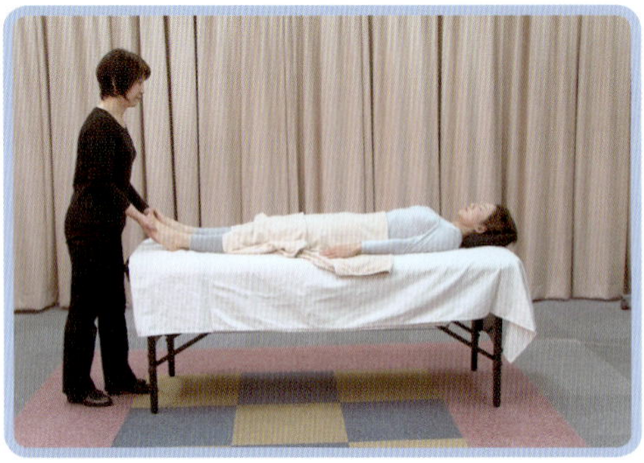

1 施術者は、足の裏に手のひら全体、もしくは湧泉《ゆうせん》（経穴《けいけつ》）あたりに親指を重ねておきます。

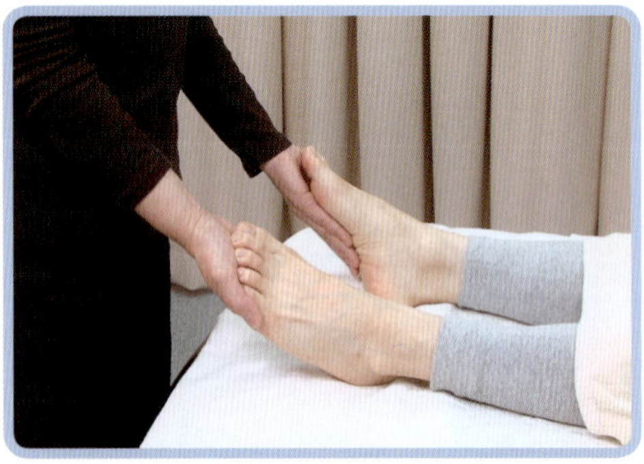

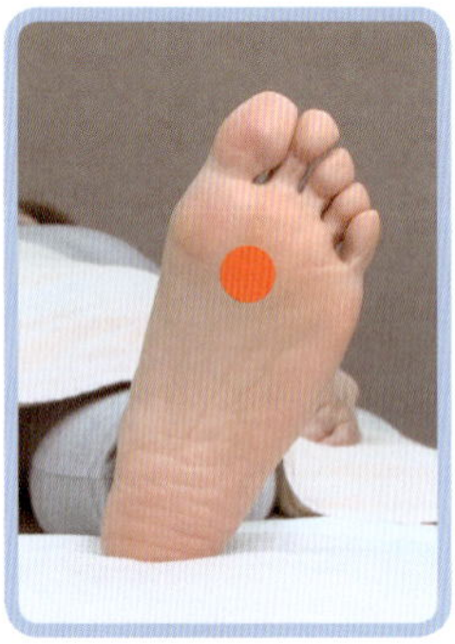

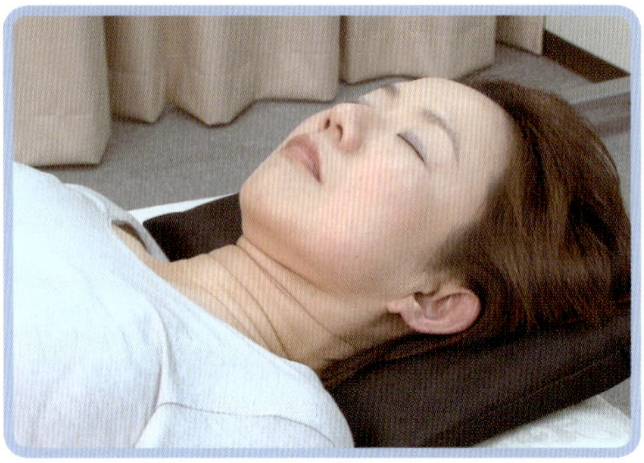

2 施術者の体重が移動することによって、患者さんのあご、髪の毛がわずかに揺れるように、小さなリズムで数回縦に動かします。

片足しか動かせない患者さん

片足からおこなう場合は、中足骨中心（湧泉）あたりに親指を重ねておき、両足と同じようにおこないます。

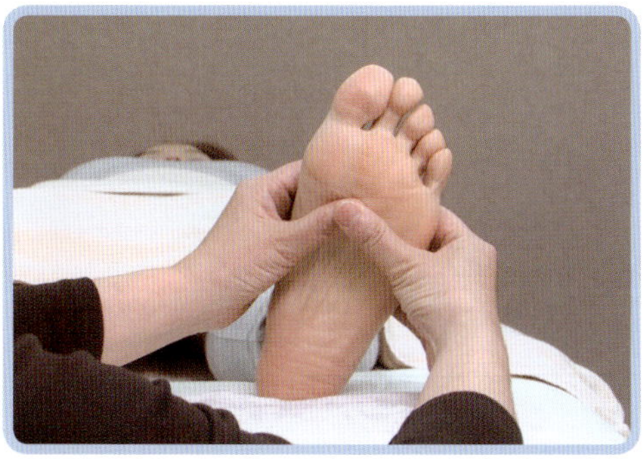

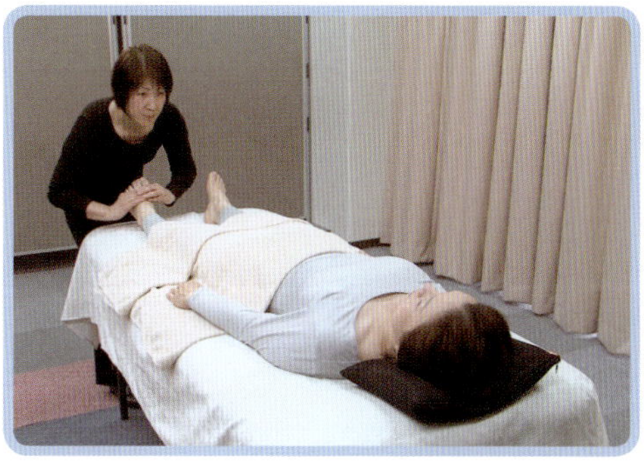

ロッキング（横の波）

足から頭にむけて小さな横揺れをおくり、体全体を揺らします。

立った状態で休めの姿勢のように片足を前に出し、地面にかかとをつけてつま先がワイパーのようにゆらゆら揺れている状態をイメージします。

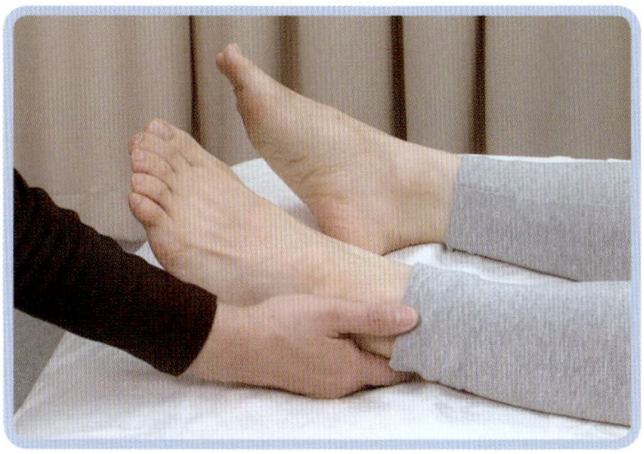

1 施術者は、外側より足首全体を片手で包み持ちます。左足首は右手で、右足首は左手で持ちます。

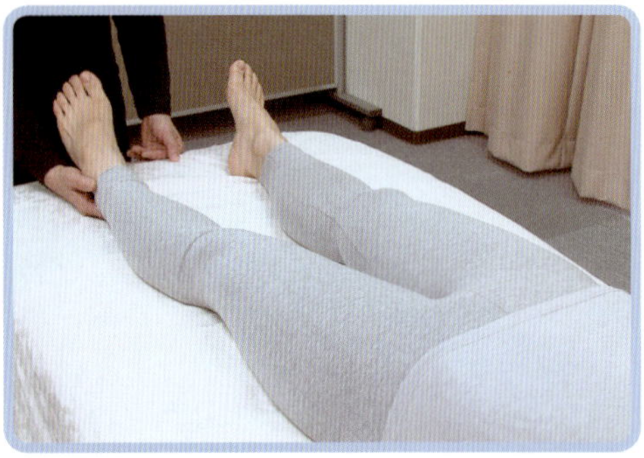

2 股関節が内側にわずかに動く程度に足首を内側に回し、自然に足が戻るのを待ちます。

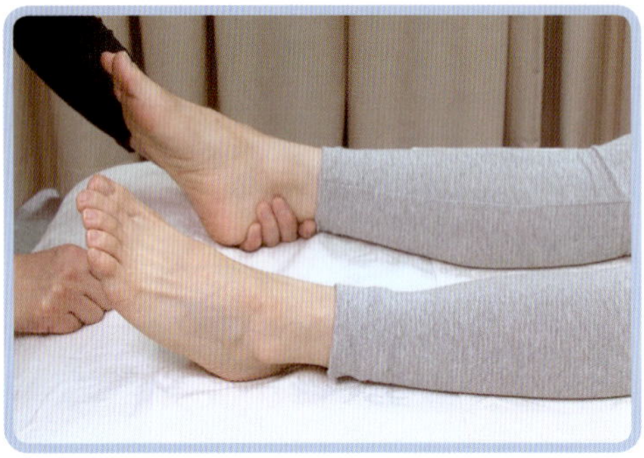

3 小さな力からはじめて、振り幅は小さくてよいので、リズミカルにゆらゆらと数回おこないます。

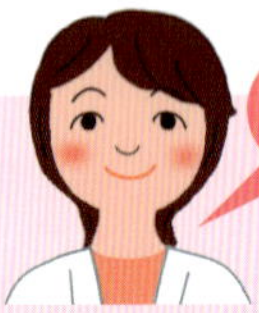

知っておこう!

ロッキングするときの注意!

①むくんでいると同じように動かないので、両足同時にはおこなわないでください。

②外側へは動かさないように、内側へのみ動かします。

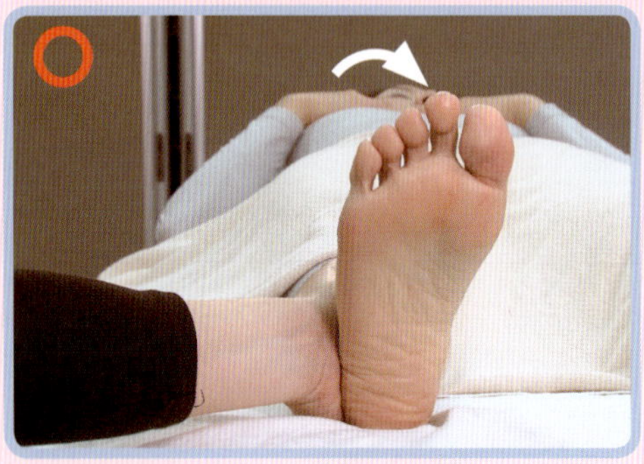

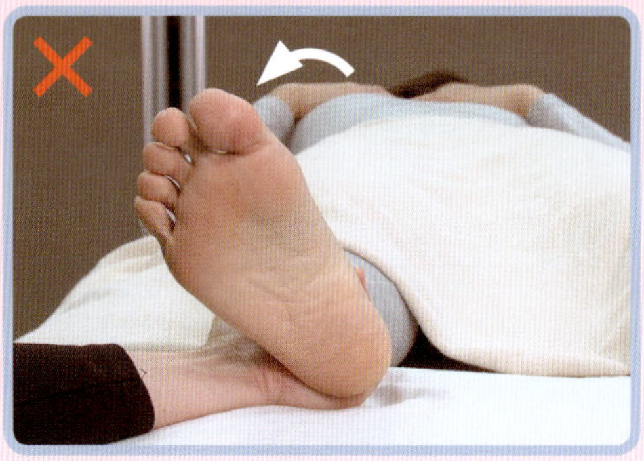

5 ラップドレナージ　ステップ2

患者さんが疲れてしまわないように、患者さんに合わせて無理のない範囲で計画してラップドレナージをおこないます。

- すべての部位に対してリカバリングとメルティングが基本です。
- どこからおこなってもよいです。
- 順番はありません。「上肢は上腕→手」「下肢は足→大腿」が安全なことが多いです。
- 施術してよいかまよったら、末梢のみにおこないます。

上肢に対するラップドレナージ（臥位）　DVD

本書では順番を書いていますが、患者さんに合わせてできる部位のみにドレナージするだけでかまいません。

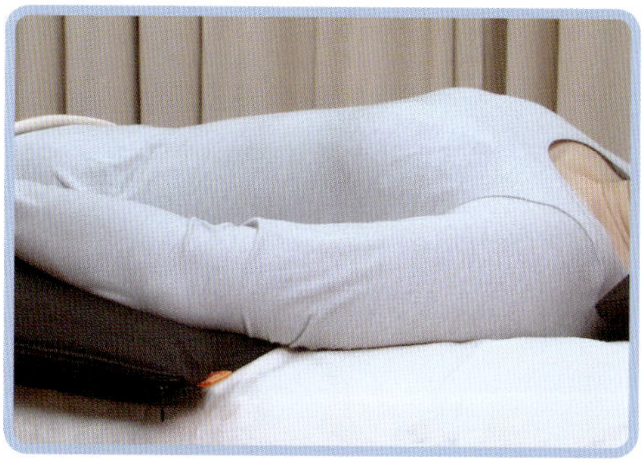

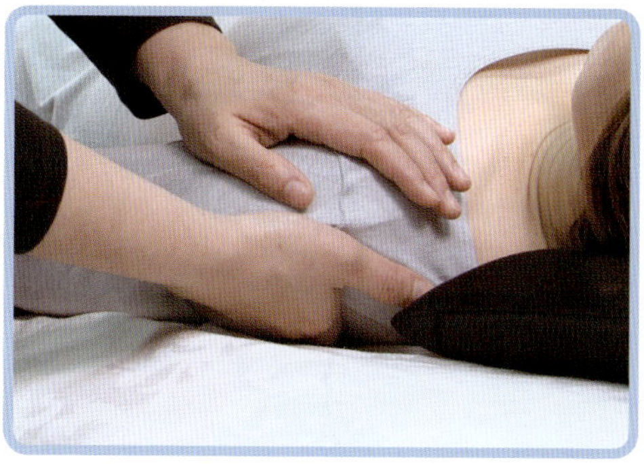

1 **肩と上腕の境目**

肩関節をゆるめるために、肩と肘の高さをそろえます。

肩と上腕の境目を両手で包み、背部においた手で**リカバリング→メルティング→リカバリング**をおこないます。上の手は添えているだけです。

体の背面に入れた手で上下の**リカバリング→円を描くように回転させてメルティング→リカバリング**をおこないます。

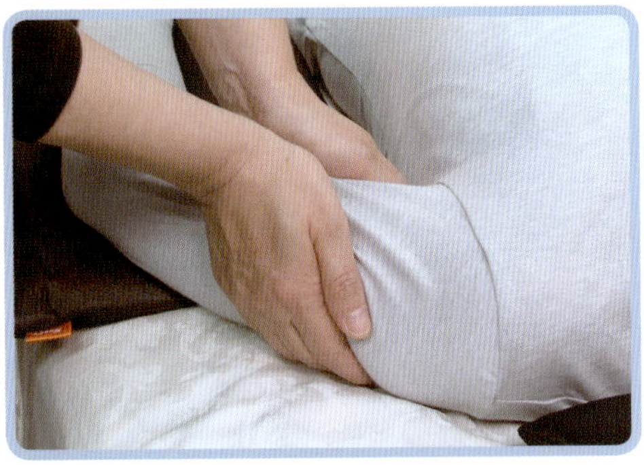

2 **上腕**

上腕を両手で筒状に包み、**リカバリング→メルティング→リカバリング**をおこないます。

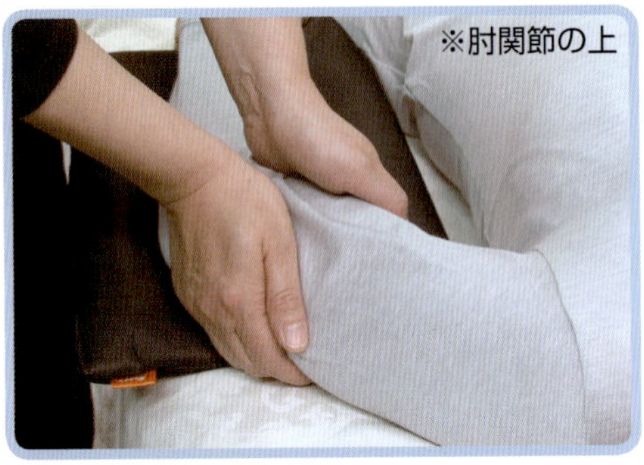

3 **肘**

肘関節の上下を２回に分けて、内側をゆっくり手のひら全体で**リカバリング→メルティング→リカバリング**をおこないます。

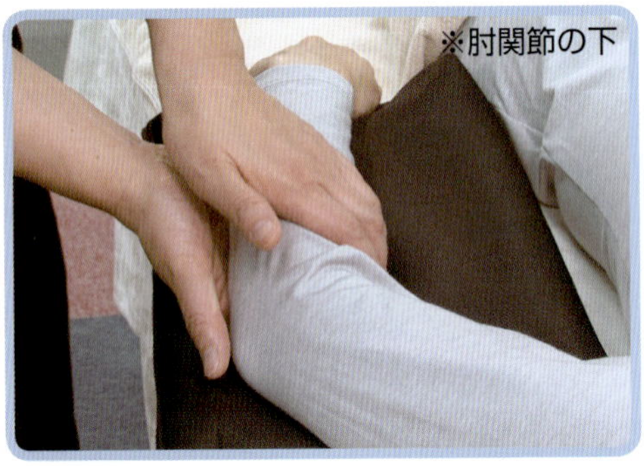

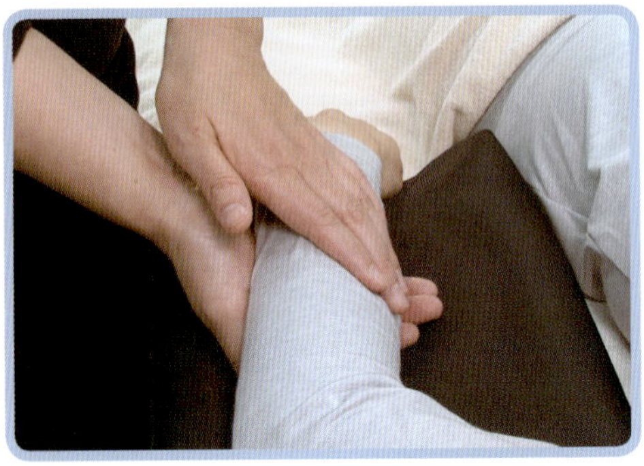

4 **前腕**

上腕と同じく、前腕を両手で筒状に包み、**リカバリング→メルティング→リカバリング**をおこないます。

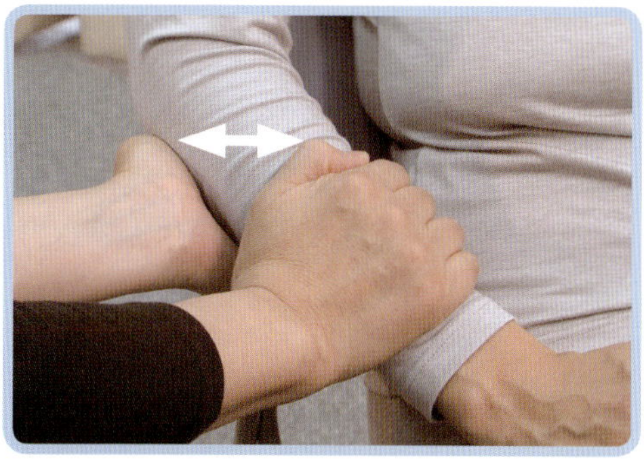

両手の位置がそろっていなくても両手が合うようにリカバリングすることができます。

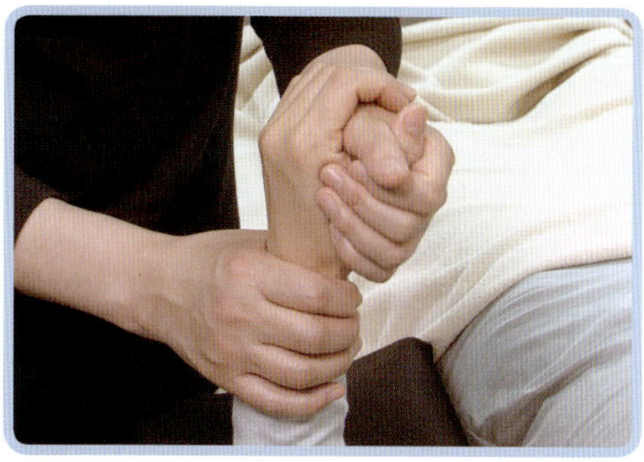

5 手首

親指、人差し指を患者さんの手首にそわせて、もう一方の手で患者さんの手を前後、左右に円を描くようにゆっくり動く範囲でおこないます。

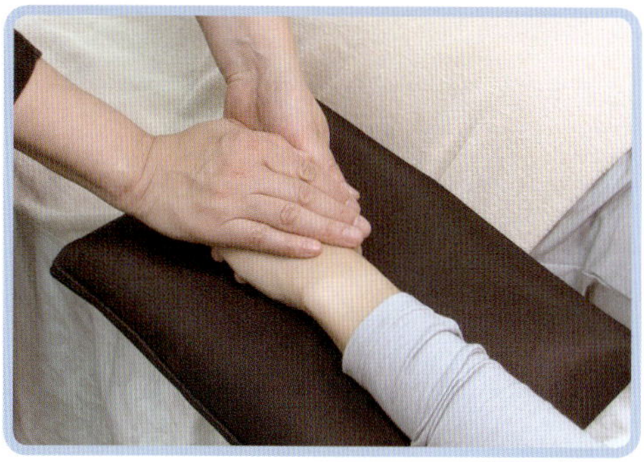

6 手

各部位に**リカバリング**と**メルティング**をおこないます。

①患者さんと手のひらを合わせ、施術者の利き手を患者さんの手の甲の上にのせ、両手で包みます。一緒に深呼吸を1回、おこないましょう。

※患者さんの手を支えてお互いがつらくないポジションをとります。

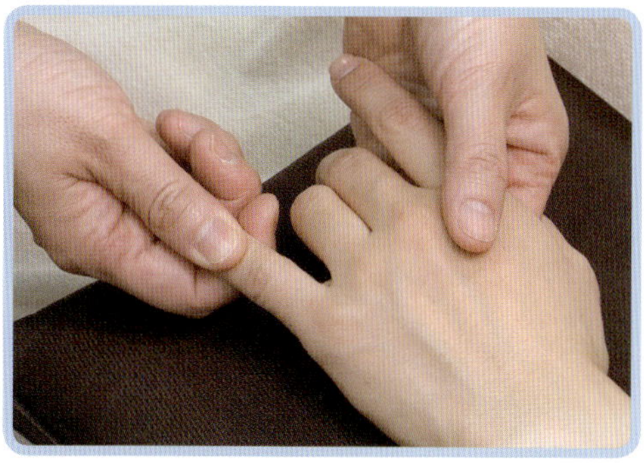

②患者さんの手の甲を上向きにし、手のひらで患者さんの手を支え、指の付け根から関節の間を背と腹側から2回ずつ、指先へ向かってゆっくり圧迫し、ゆるめます。横からも同じように、2回ずつ圧迫

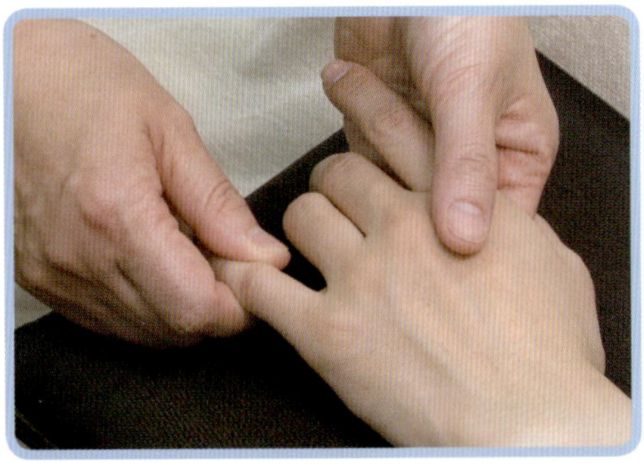

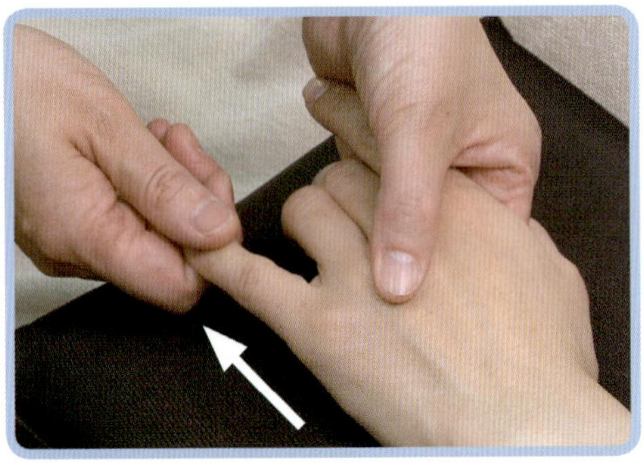

し、ゆるめます。関節は圧迫しません。

最後に、指の付け根から指先へ、すーっと流します。これをすべての指に対しておこないます。

※親指、小指、どちらからはじめても結構です。

※かける圧力は患者さんの可動範囲内でソフトにおこない、強い圧迫や握りしめたりしません。

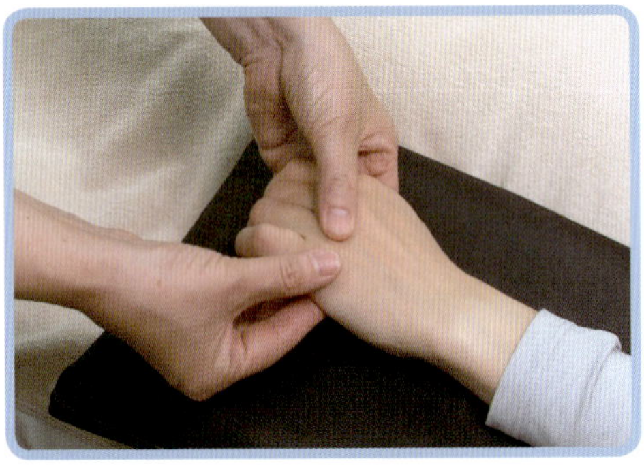

③指の付け根を持ち、指の間が少し動くように互い違いに2回ずつ動かします。すべての指の付け根におこないます。

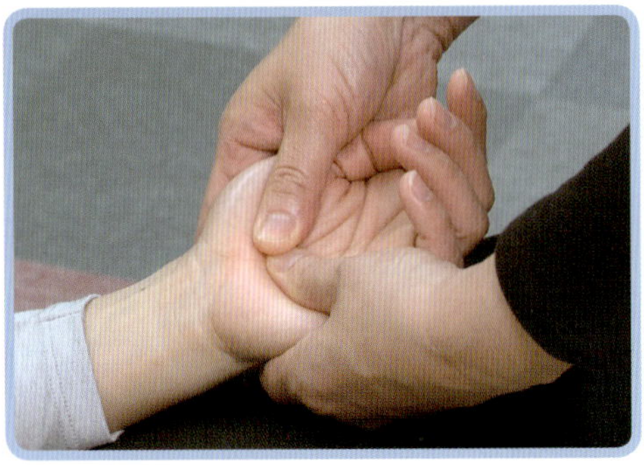

④両手で患者さんの手を包み、手のひらが上になるように返し、両方の親指で手首の手前から中心まで八の字を描くようにゆっくり圧迫し、ゆっくりゆるめます。

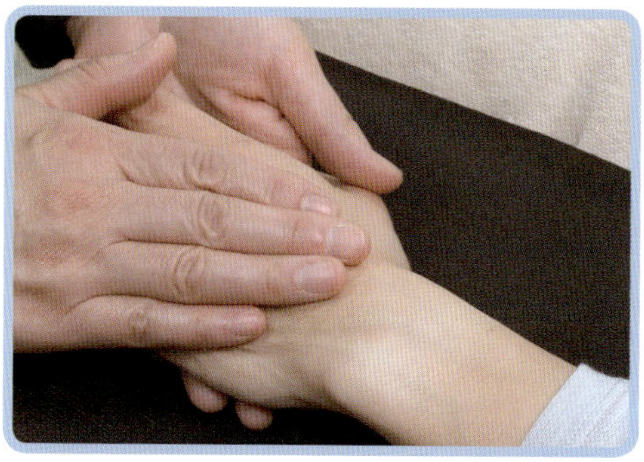

⑤もう一度、手の甲が上になるように返し、自分の手のひらを患者さんの手の甲に密着させ、こすらないようにゆっくりと円を描くように2回、動かします。

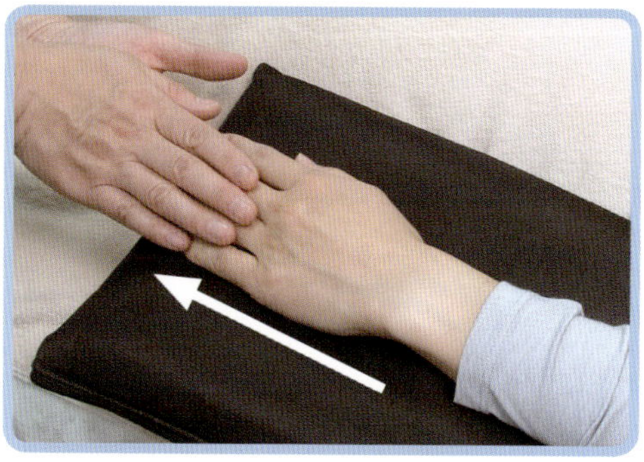

⑥最後に、最初と同じように両手で患者さんの手を包み、患者さんと呼吸を合わせて息を一緒にはきながら、両手で指先へ1回、すーっと引くように流します。

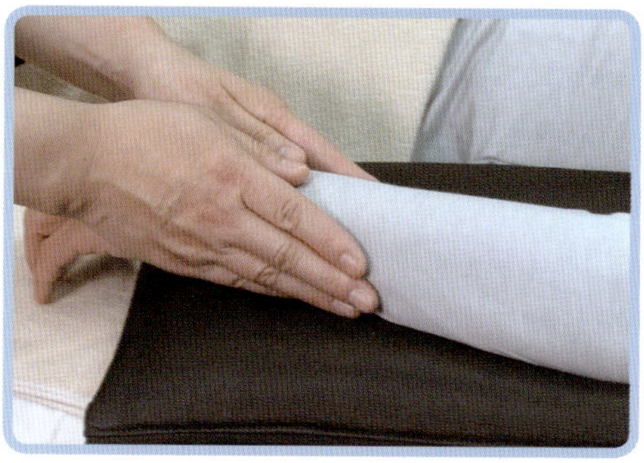

7 上肢全体

可能であれば、上肢全体に縦の皮膚の**リカバリング**をおこないます。無理にひっぱらないで戻りをみてください。

上肢に対するラップドレナージ（座位）

基本的には、臥位と同じ方法でかまいませんが、座ると体重が重力方向にかかるので、持ち上げて戻すリカバリングをおこないます。メルティングは臥位と同じように使います。

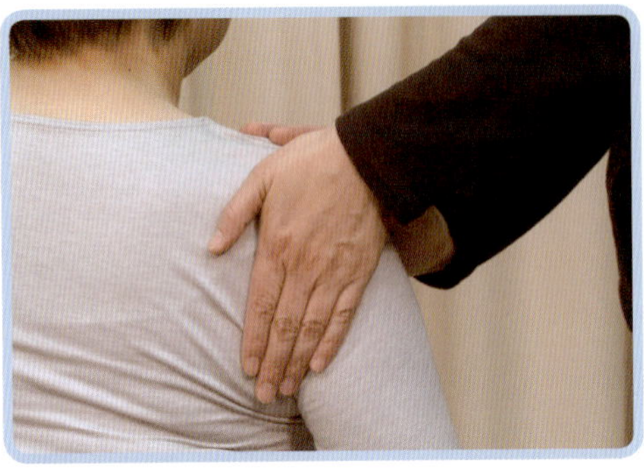

1 **肩と上腕の境目**

肩と上腕の境目を両手で包み、背部においた手で**リカバリング→メルティング→リカバリング**をおこないます。

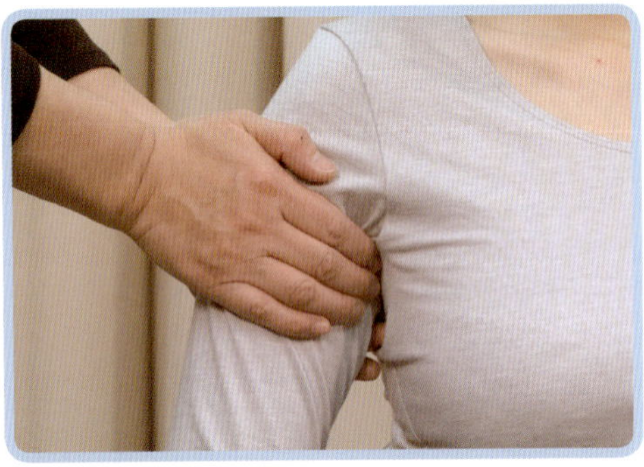

2 **上腕**

上腕を両手で筒状に包み、**リカバリング→メルティング→リカバリング**をおこないます。

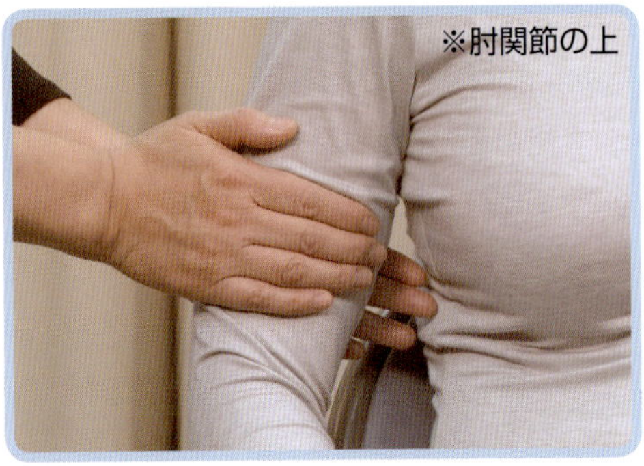

3 **肘**

肘関節の上下を２回に分けて、内側をゆっくり手のひら全体で**リカバリング→メルティング→リカバリング**をおこないます。

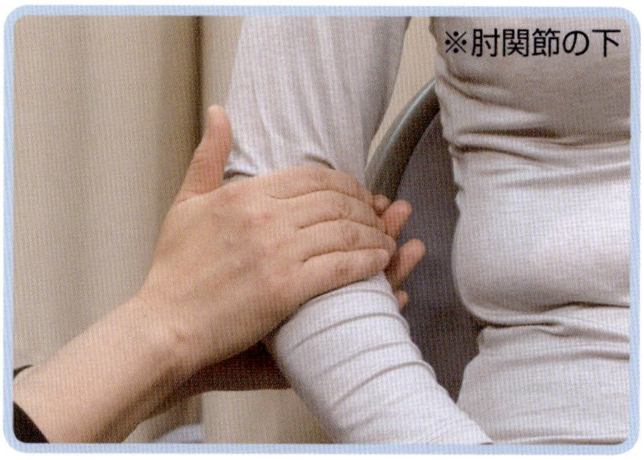

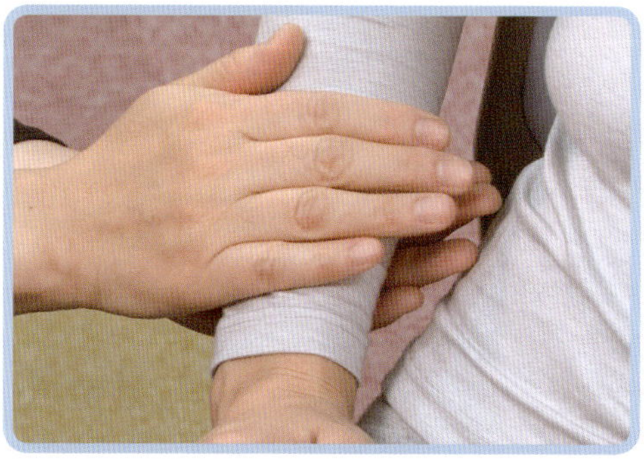

4 前腕

上腕と同じく、前腕を両手で筒状に包み、**リカバリング→メルティング→リカバリング**をおこないます。

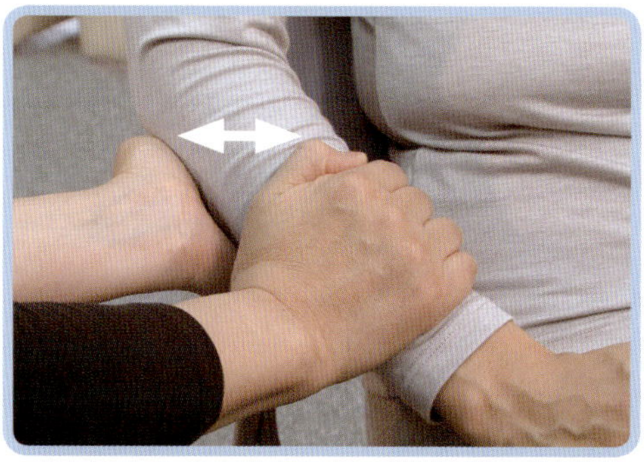

両手の位置がそろっていなくても両手が合うようにリカバリングすることができます。

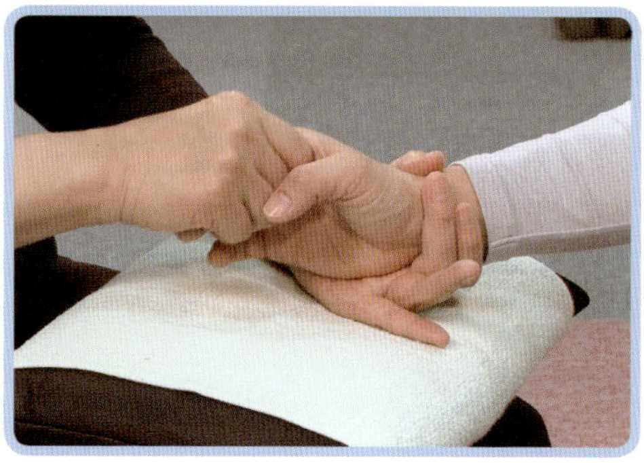

5 手首

親指、人差し指を患者さんの手首にそわせて、もう一方の手で患者さんの手を前後、左右に円を描くようにゆっくり動く範囲でおこないます。

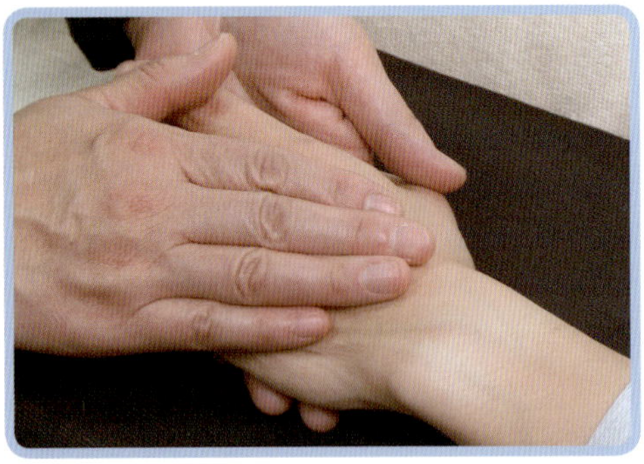

6 手

各部位にリカバリングとメルティングをおこないます。臥位と同じ手順でおこないます（p.51〜53参照）。

下肢に対するラップドレナージ（臥位）

下肢も上肢同様、本書では順番を書いていますが、患者さんに合わせて（施行時間も考えて）、できる部位からドレナージをおこなってかまいません。

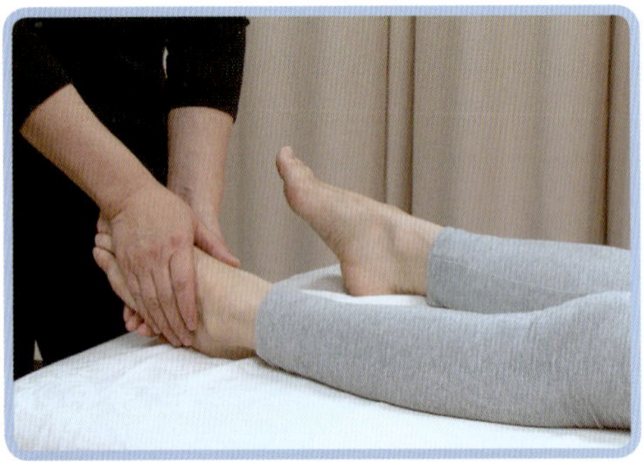

1 足

①患者さんの足を、両手のひら全体で温めるように包み込みます。一緒に深呼吸を1回、おこないましょう。

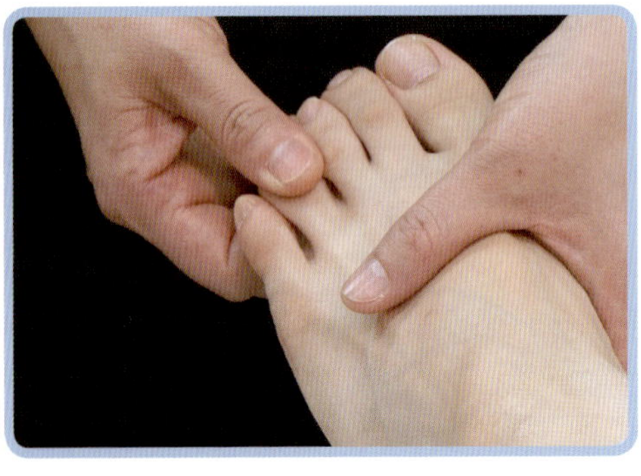

②片方の手で患者さんの足をソフトに支え、足指の付け根から関節の間を背と腹側から2回ずつ、指先へゆっくり圧迫し、ゆるめます。患者さんの足の指がむくんでいると、横側は施術者の指が入らない場合が多いのでおこないません。

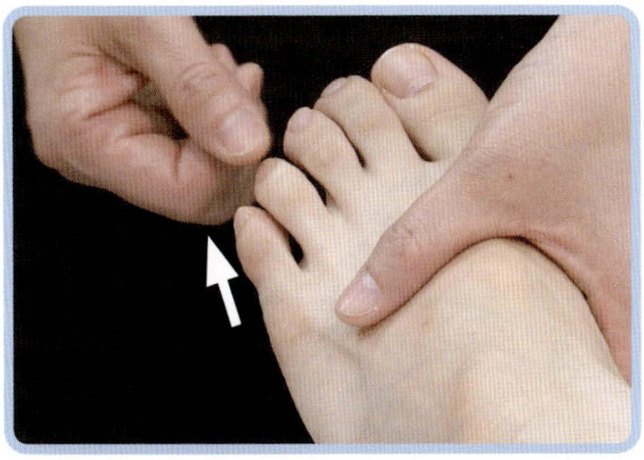

指の付け根から指先へ、すーっと流します。
これをすべての指に対しておこないます。親指、小指、どちらからはじめても結構です。

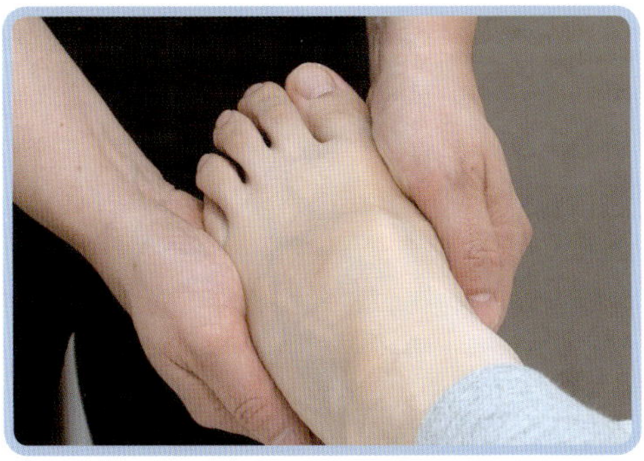

③患者さんの親指から小指にかけて指列のアーチができるように広げます。

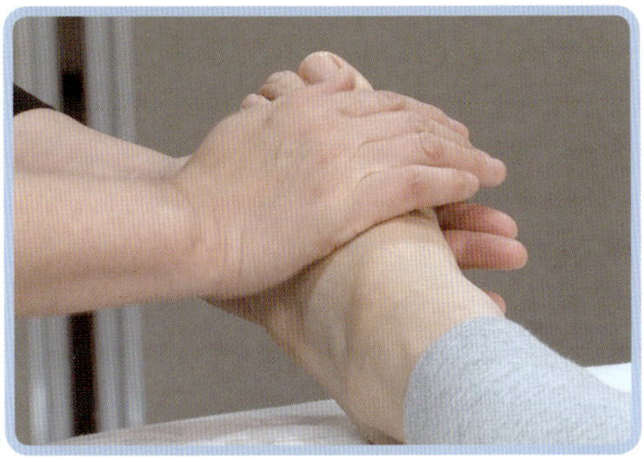

④患者さんの足指の付け根を両手ではさんで、粘土でへびを作るように転がします。
土踏まずあたりまで、３カ所にわけて、３回ずつ同様に転がします。

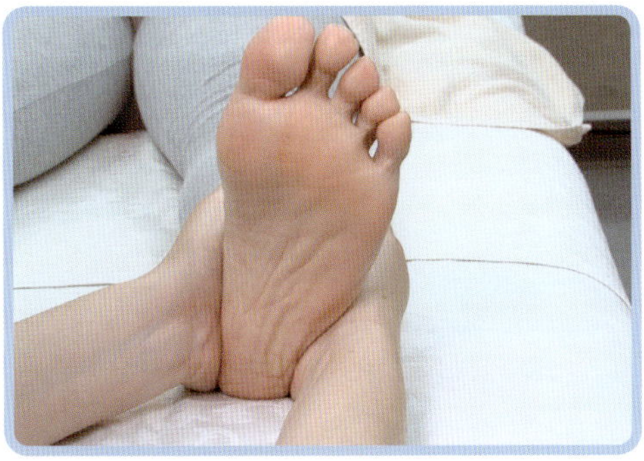

⑤両手でくるぶしを包み、ゆっくり２回、圧迫します。

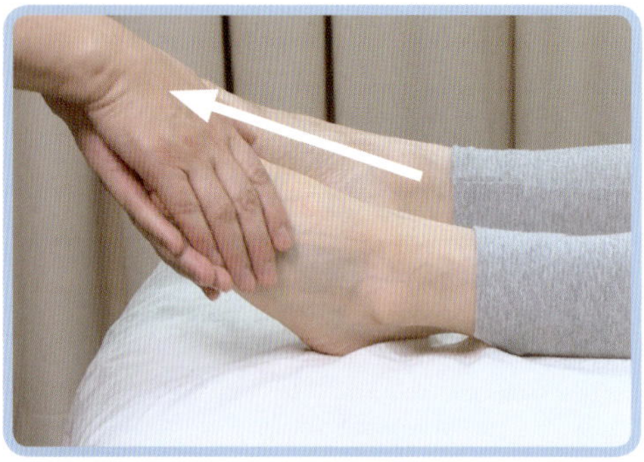

⑥①と同様に、両手のひら全体で足を包み、患者さんと呼吸を合わせ、息を一緒にはきながら足先にすーっと引くように流します。

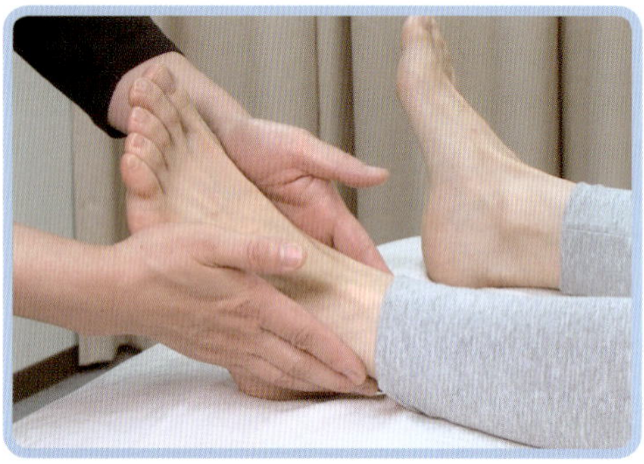

2 **足首**

アキレス腱、両くるぶしを両手で包み、円を描くようにゆっくり**メルティング**をおこないます。

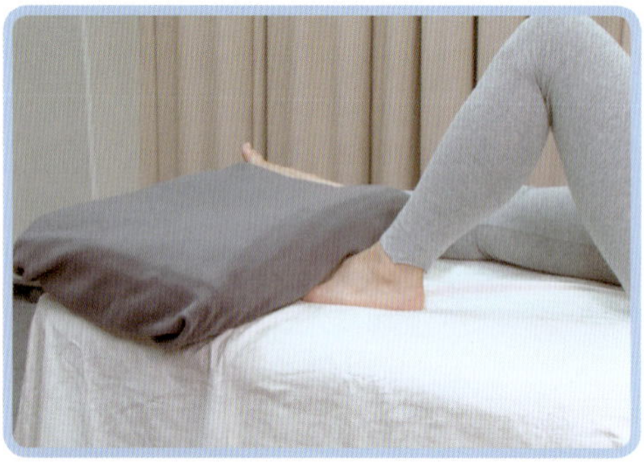

3 **下腿**

〈患者さんがひざを立てられる場合〉

下肢に力が入らず患者さんが自分の力で支えられない場合は、小枕で(なければ施術する人の体で)、足に少し圧を加えると楽に支えられます。

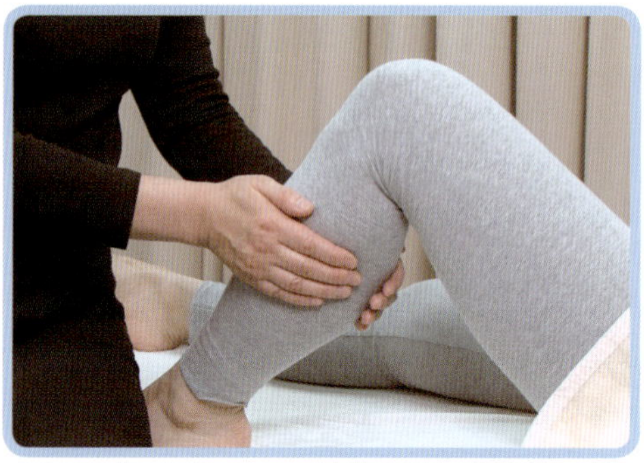

両手で下腿を筒状に包み、**リカバリング→メルティング→リカバリング**をおこないます。

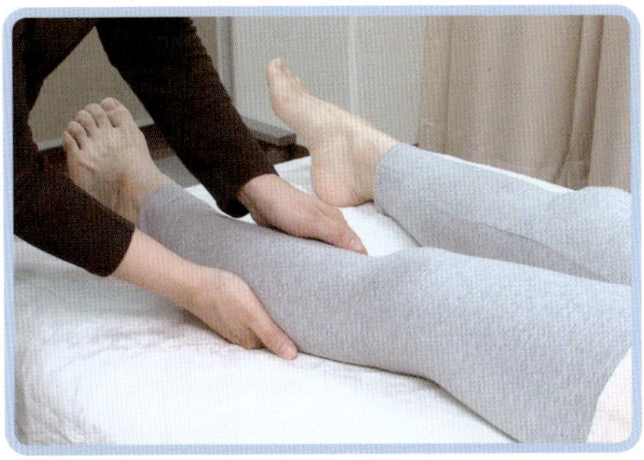

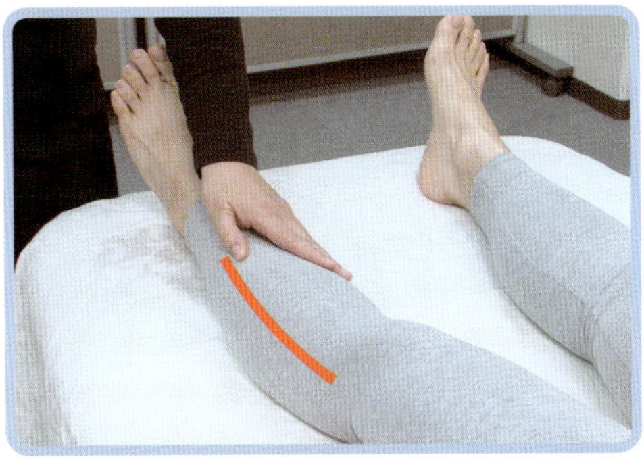

〈患者さんがひざを立てられない場合〉

伸ばした状態から**リカバリング→メルティング→リカバリング**をおこないます。

下腿の前面が張っていれば、強い力を加えないように気をつけてください。

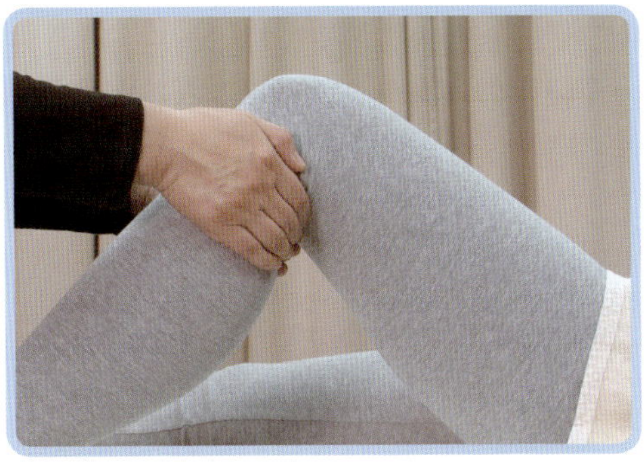

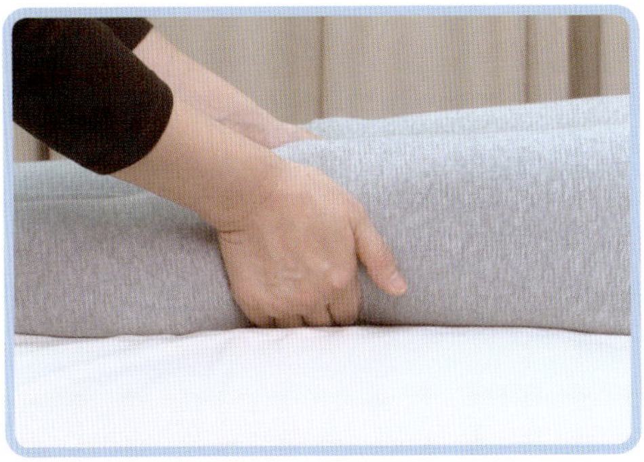

4 ひざ裏

〈患者さんがひざを立てられる場合〉

ひざを立ててもらい、下腿側と大腿側にわけておこないます。下腿側のひざ関節の内側、大腿側のひざ関節の内側をそれぞれ、ゆっくり手のひら全体で**リカバリング→メルティング→リカバリング**します。

〈患者さんがひざを立てられない場合〉

ひざを伸ばした状態で下腿側、ひざ裏中央、大腿側にわけておこないます。吸気で数mm持ち上げ、呼気で戻します。**リカバリングのみ**にとどめます。

5 大腿

〈患者さんがひざを立てられる場合〉

ひざを立ててもらい、大腿の裏側から両手で押さえこむように**リカバリング→メルティング→リカバリング**をおこないます。

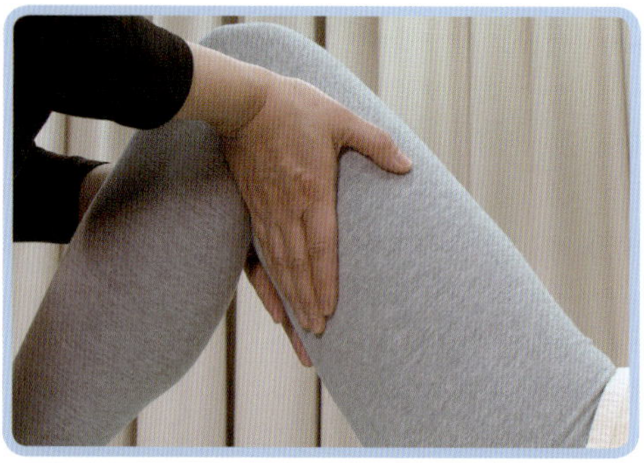

〈患者さんがひざを立てられない場合〉

ひざを伸ばした状態で、両手で大腿を包むようにして固定し、**リカバリング→メルティング→リカバリング**をおこないます。

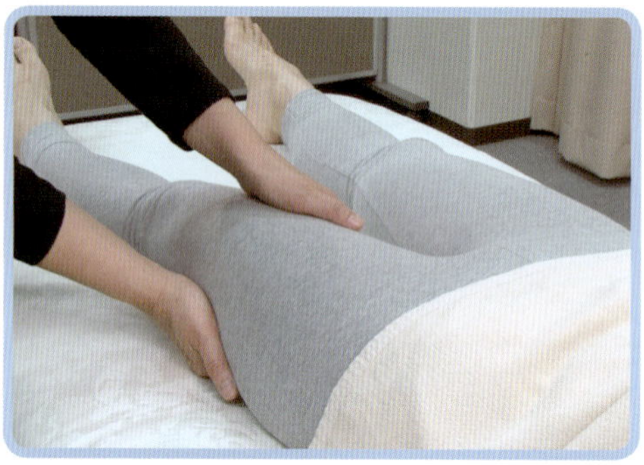

6 臀部

〈患者さんがひざを立てられる場合〉

ひざを立ててもらい片手を臀部にあて、**リカバリングのみ**をおこないます。

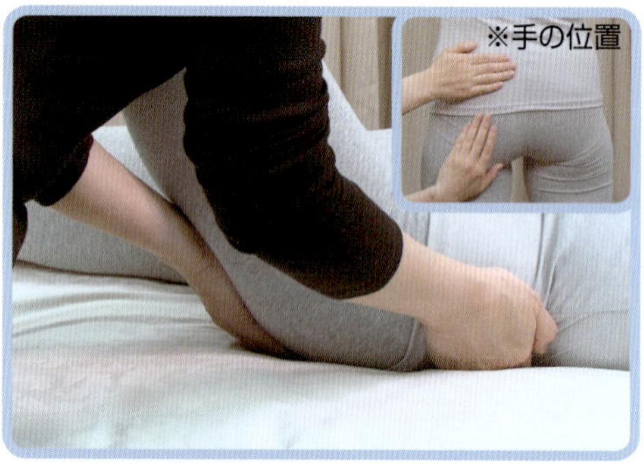

〈患者さんがひざを立てられない場合〉

臀部側面から両手を差し入れ、持ち上げるようにして**リカバリングのみ**をおこないます。

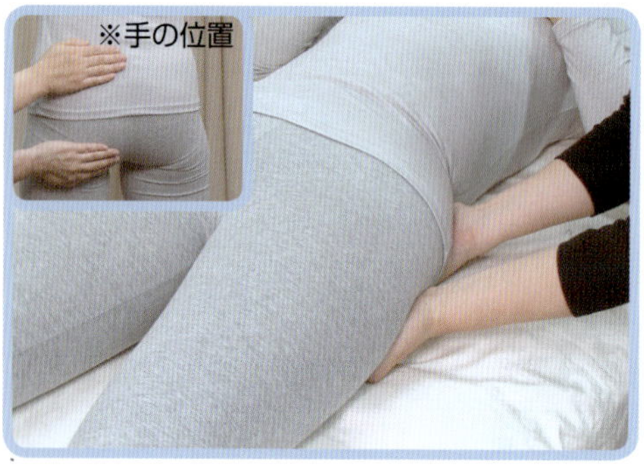

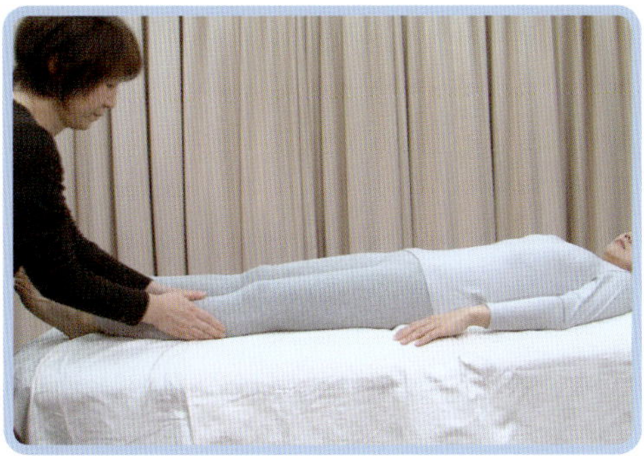

7 **下肢全体**

可能であれば、下肢全体に縦の皮膚の**リカバリング**をおこないます。無理にひっぱらないで戻りをみてください。

下肢に対するラップドレナージ（座位）

DVD

患者さんが車椅子に座っている、呼吸困難で座位が楽などであれば、そのまま座位でおこないます。

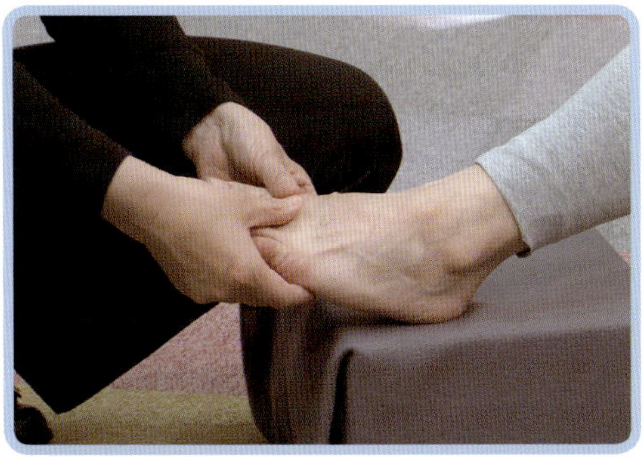

1 **足**

臥位と同じ手順でおこないます（p.56～58参照）。

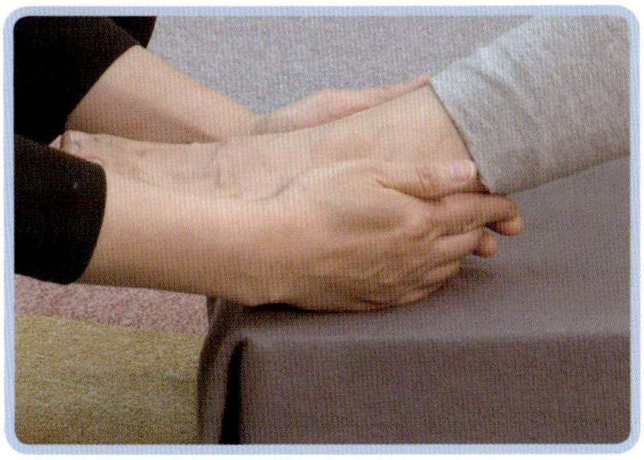

2 **足首**

アキレス腱、両くるぶしを両手で包み、円を描くようにゆっくり**メルティング**をおこないます。

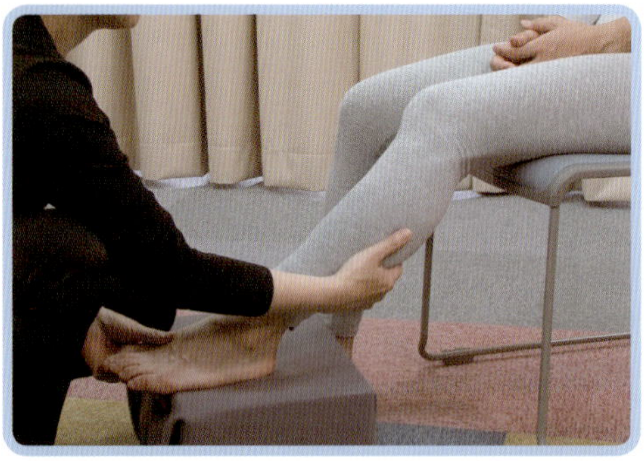

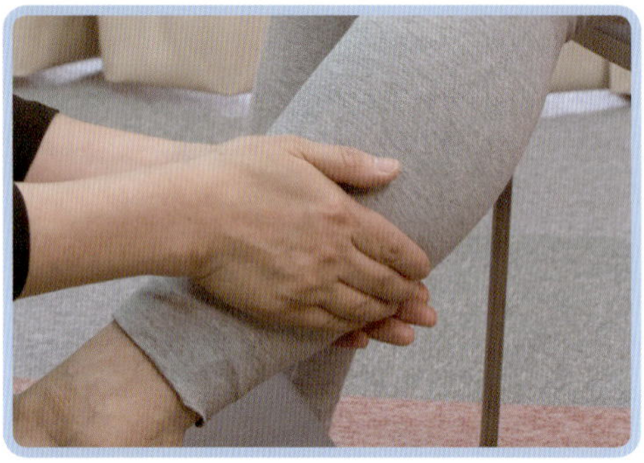

3 下腿

足がゆるむ位置に両手で下腿を動かします。

両手で下腿を筒状に包み、**リカバリング→メルティング→リカバリング**をおこないます。

ひざ関節の下から足首に向けて、ひっぱるように皮膚・皮下を動かし戻りを確認します。

呼吸に合わせると効果的です。

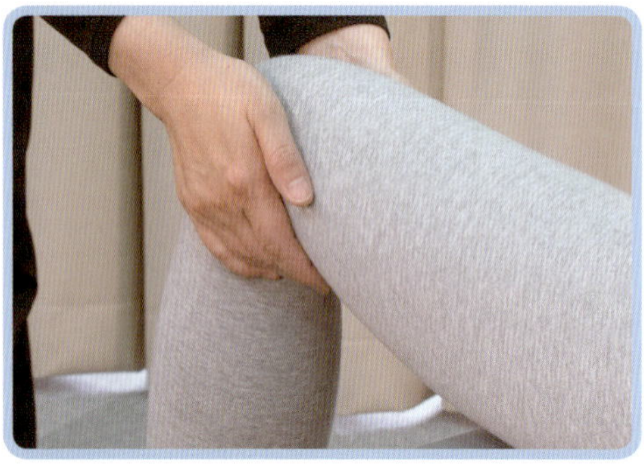

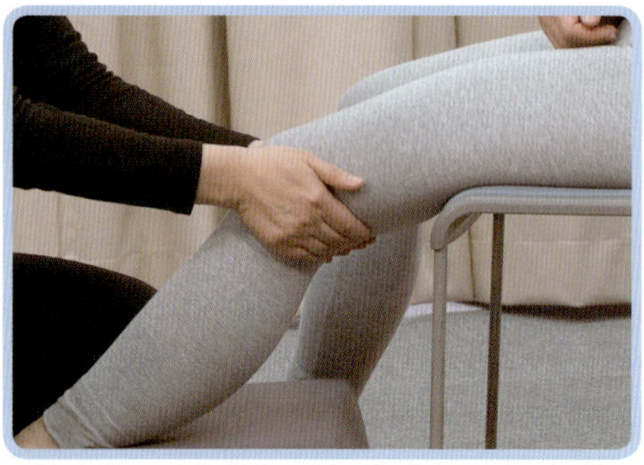

4 ひざ裏

下腿側と大腿側にわけておこないます。下腿側のひざ関節の内側、大腿側のひざ関節の内側をそれぞれ、ゆっくり手のひら全体で**リカバリング**します。

〈患者さんがひざを曲げられない場合〉

むくみが強く、ひざが伸びた状態では臥位と同様に、下腿側、ひざ裏中央、大腿側にわけておこないます。吸気で数mm持ち上げ、呼気で戻します。**リカバリングのみ**にとどめます。

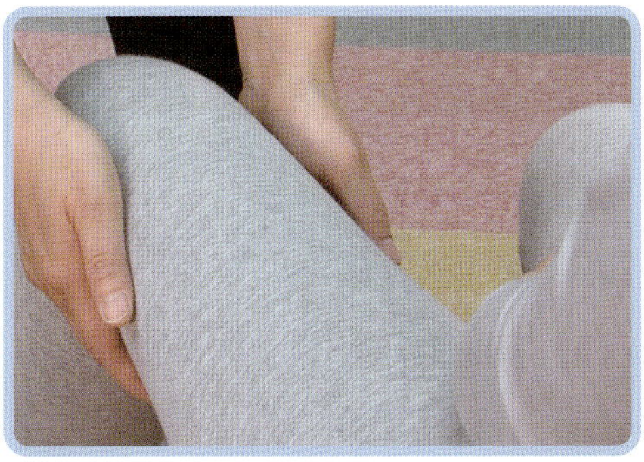

5 大腿

下腿と同様に、両手で大腿を筒状に包み、**リカバリング→メルティング→リカバリング**をおこないます。

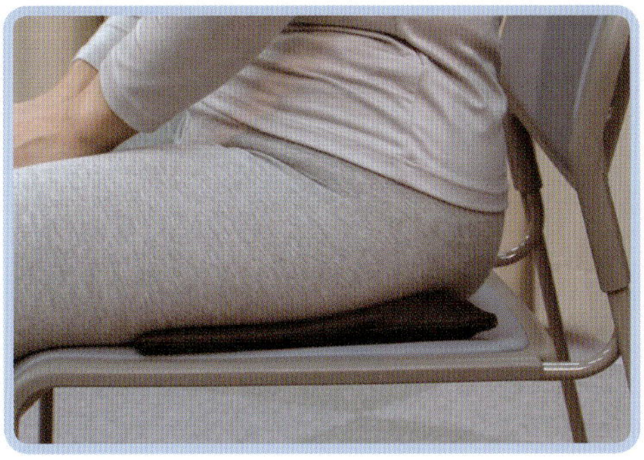

6 臀部

ツール（PCクッション）を使っておこないます。p.97を参照してください。

背面に対するラップドレナージ（臥位）

DVD

上肢や下肢同様、本書では順番を書いていますが、患者さんに合わせて、できる部位からドレナージをおこなってかまいません。

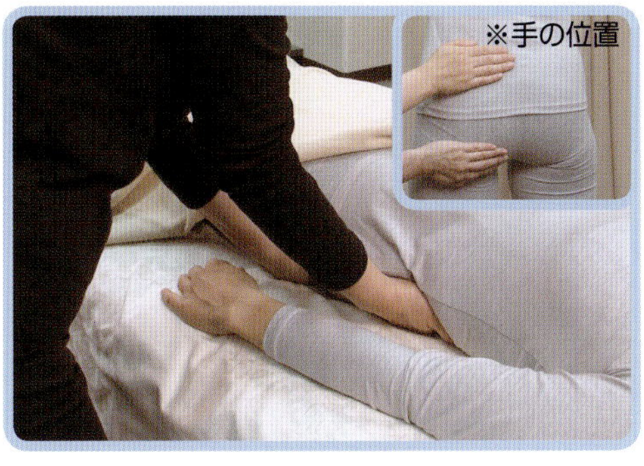

1 臀部

側腹部から両手を背中の背骨手前まで入れ、1～2呼吸合わせます。**リカバリングのみ**をおこないます。
そっと吸気で数mm持ち上げ、呼気で背筋が手の中にゆるんでくるように戻します。

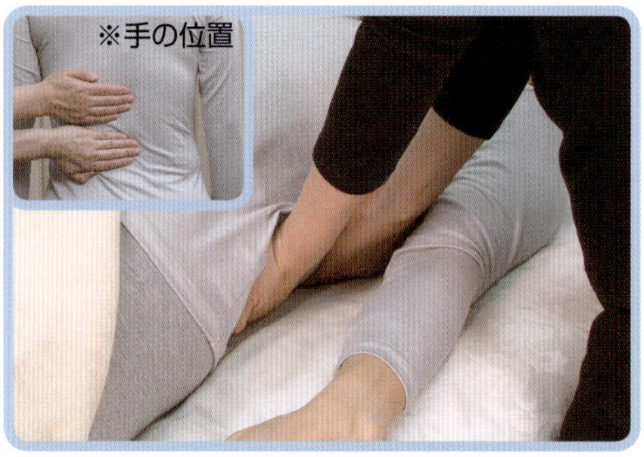

2 腰部

１と同様に**リカバリングのみ**をおこないます。背骨の手前まで手を差し入れます。数回おこないます。

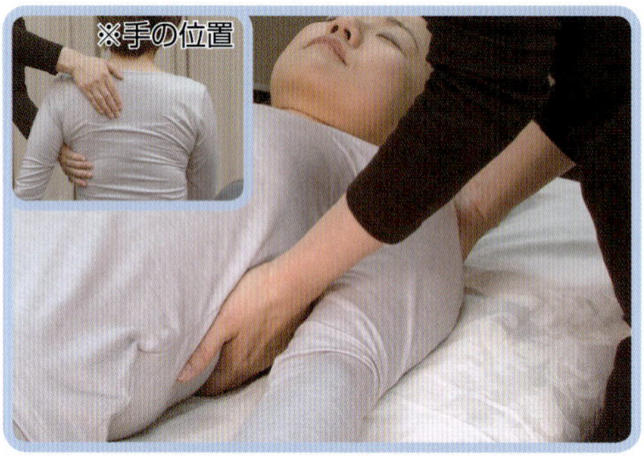

3 背部

１と同様に**リカバリングのみ**をおこないます。背骨の手前まで手を差し入れます。数回おこないます。

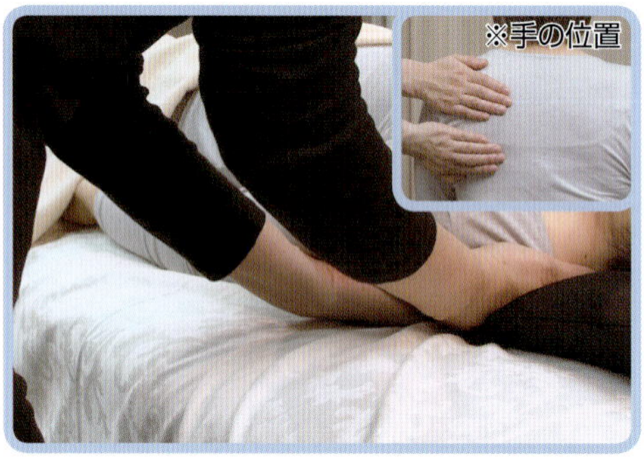

4 肩甲骨の周囲

肩甲骨あたりに両手を入れ、１と同じ動作を数回繰り返します。両手で肩甲骨をささげ持つような位置をイメージします。

5 反対側も１～４の手順でおこないます。

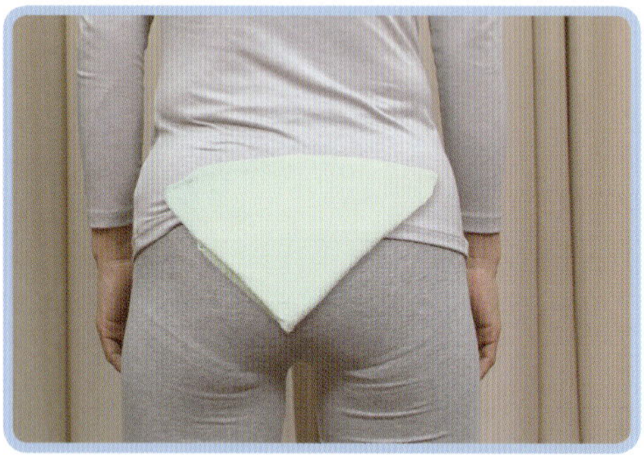

6 仙骨

ツールを使っておこないます。タオルは仙骨の形に合わせて大きめの三角に折り、仙骨部分に入れます。

背面に対するラップドレナージ（側臥位）

DVD

側臥位になることができる患者さんにおこないます。

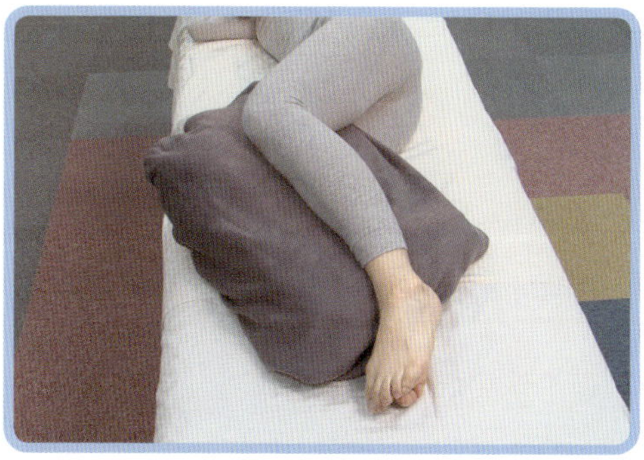

1 **ポジショニング**

患者さんに横向きになってもらい、ひざを曲げて間にクッションを入れます。

次に、手が体の下になっていたら一旦のばし、そのまま胸の上においてもらいます。

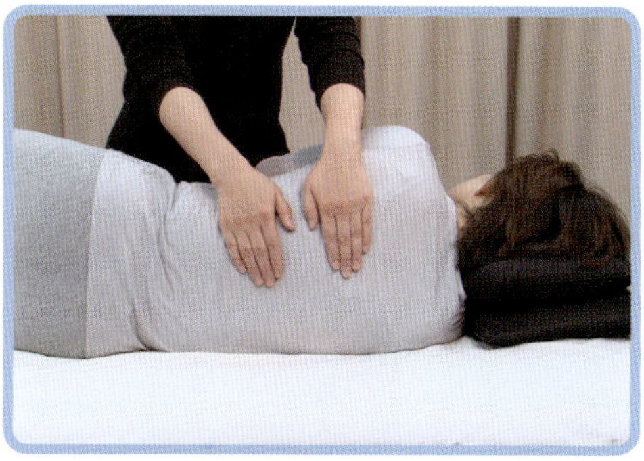

2 **腰背部**

患者さんの背中から腰にかけて両手をあて、**リカバリング→メルティング→リカバリング**をおこないます。

片手のみでおこなう方法もあります。

皮膚をひっぱるようにして、皮下の表在リンパを体の前面へ流します。

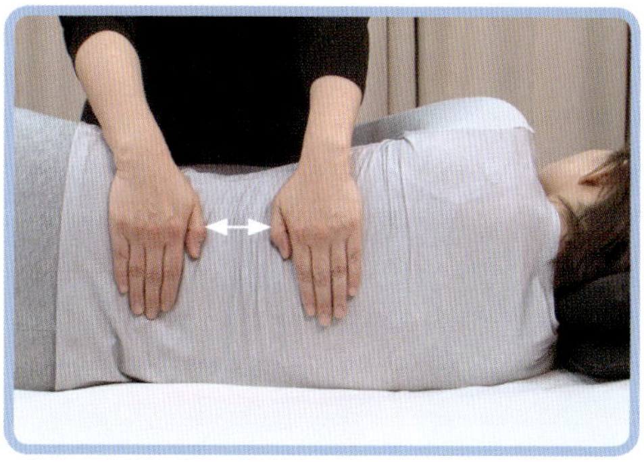

動く部位（軟部組織）を手と手の内へよせて戻すリカバリングをおこないます。

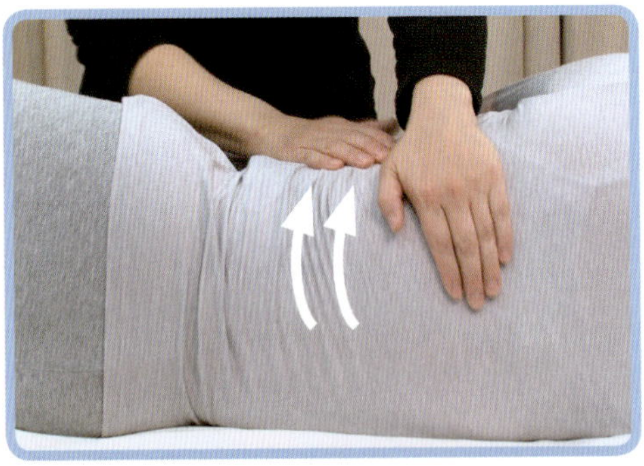

表在リンパの流れに沿って皮膚のリカバリングをおこなうこともできます。

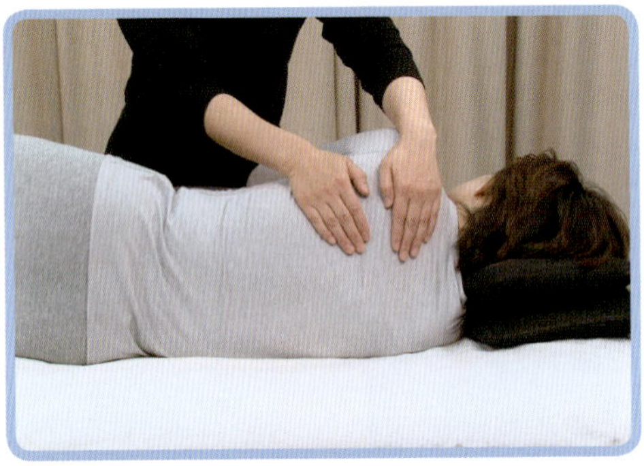

3 肩甲骨の周囲

肩甲骨あたりにも、2と同様におこないます。

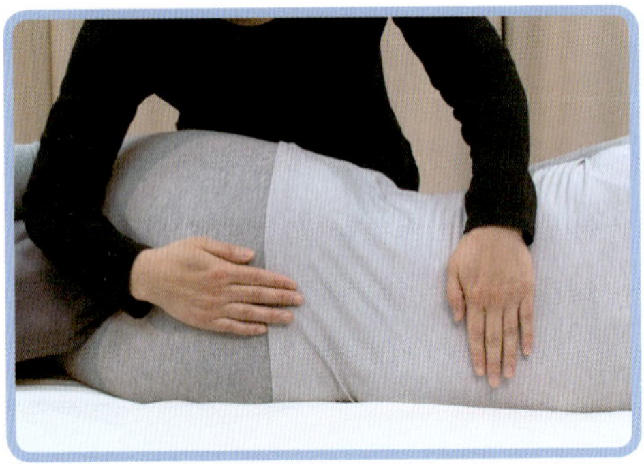

4 仙骨

仙骨は片手をあてがい、動かさずに手のぬくもりで温めるようにします。

患者さんが5回呼吸するぐらいの間、おこないます。

背面に対するラップドレナージ（座位）

DVD

座位になることができる患者さんにおこないます。

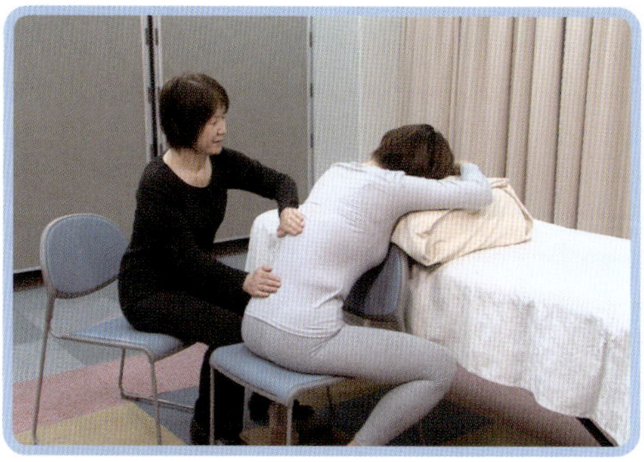

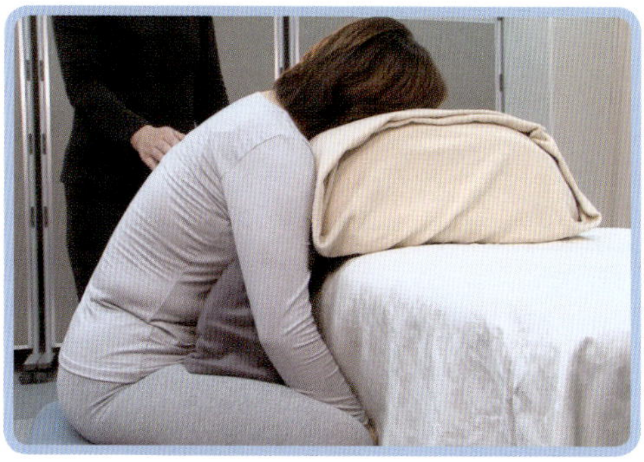

1 ポジショニング

椅子をベッドや机に背もたれを向けて配置します。

患者さんには椅子の背もたれを抱くように座ってもらいます。その状態で患者さんが向かいあったベッドまたは机の上とお腹の前に、クッションを置きます。

患者さんにはクッションにもたれかかってもらい、楽な姿勢をとってもらいます。

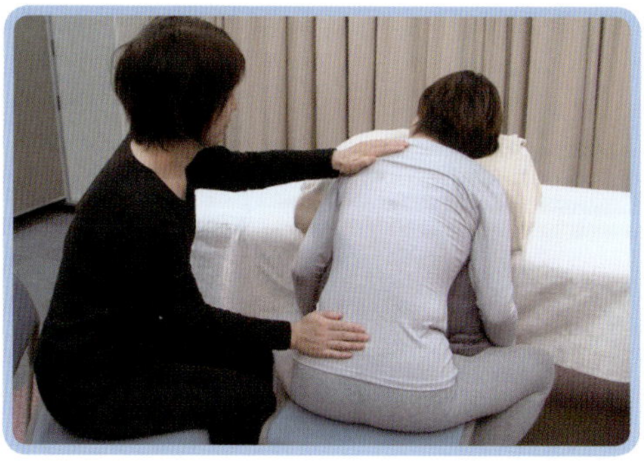

2 腰背部

まず、腰部から腕へ向けて、2～3回手を動かし、むくみ具合を観察します。

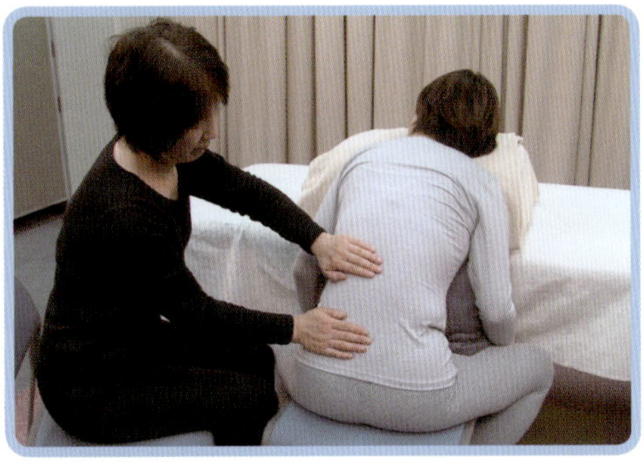

次に患者さんの呼吸に合わせて、**リカバリング→メルティング→リカバリング**をおこないます。

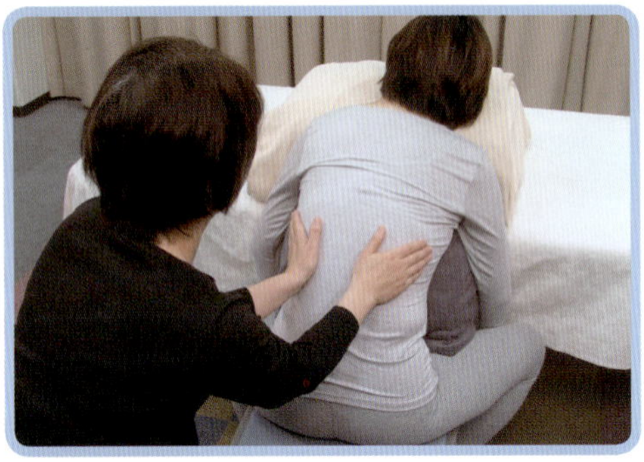

背中全面におこなう方法もあります。

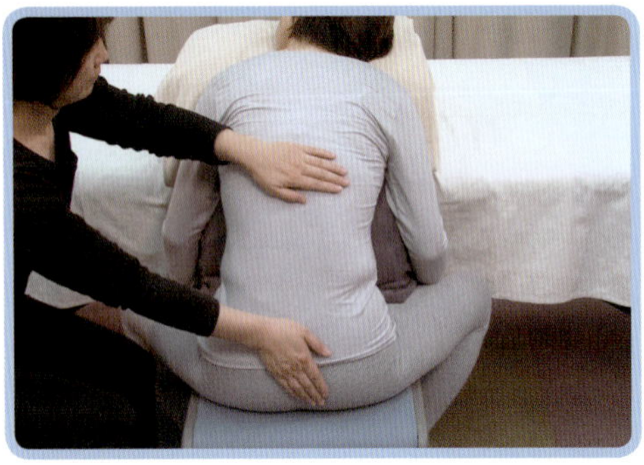

3 **仙骨**

仙骨は片手をあてがい、動かさずに手のぬくもりで温めるようにします。

患者さんが５回呼吸するぐらいの間、おこないます。

ドレナージの後に

ドレナージ後は、ドレナージ前におこなった観察を再びおこない記録しておきます。数分、数時間後に変化がないかみておきましょう。

第3章

ケースでわかる浮腫のケア

1 上肢のリンパ浮腫

症例 1 上肢のリンパ浮腫①

患肢に支障がない場合のラップドレナージ

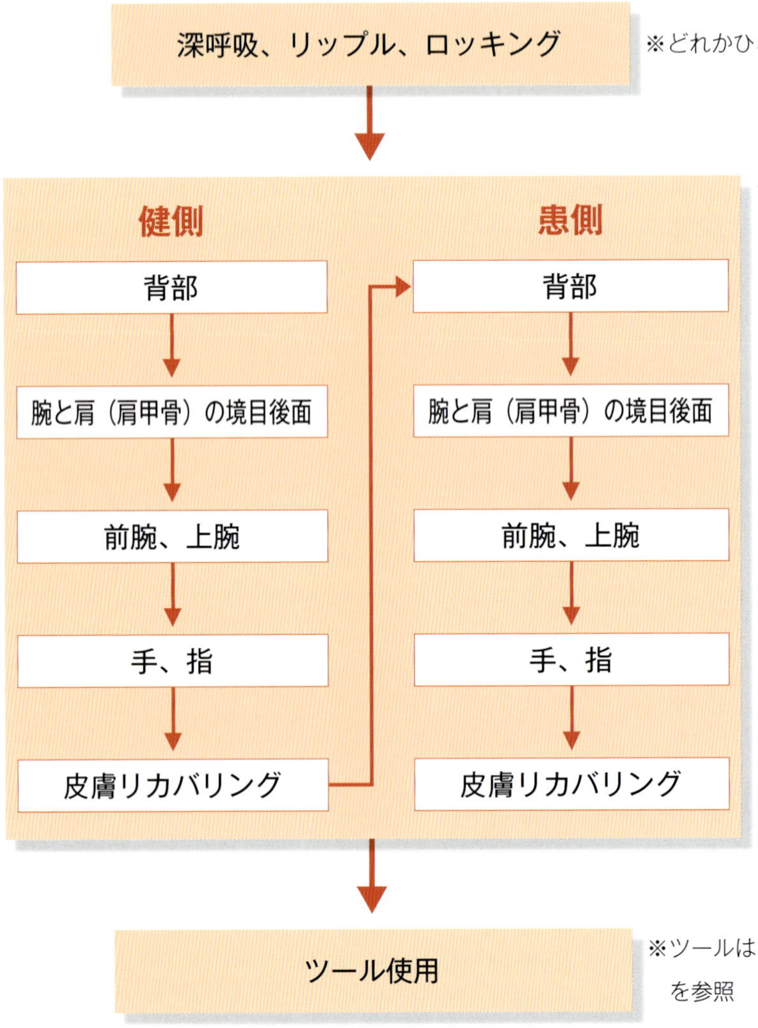

※どれかひとつでもよい

※患側だけでもよい
※順番は変えてもよい
※全体が動きやすい部位からおこなう
※動かない部位は無理におこなわず省略してよい

※ツールは４章（p.85以降）を参照

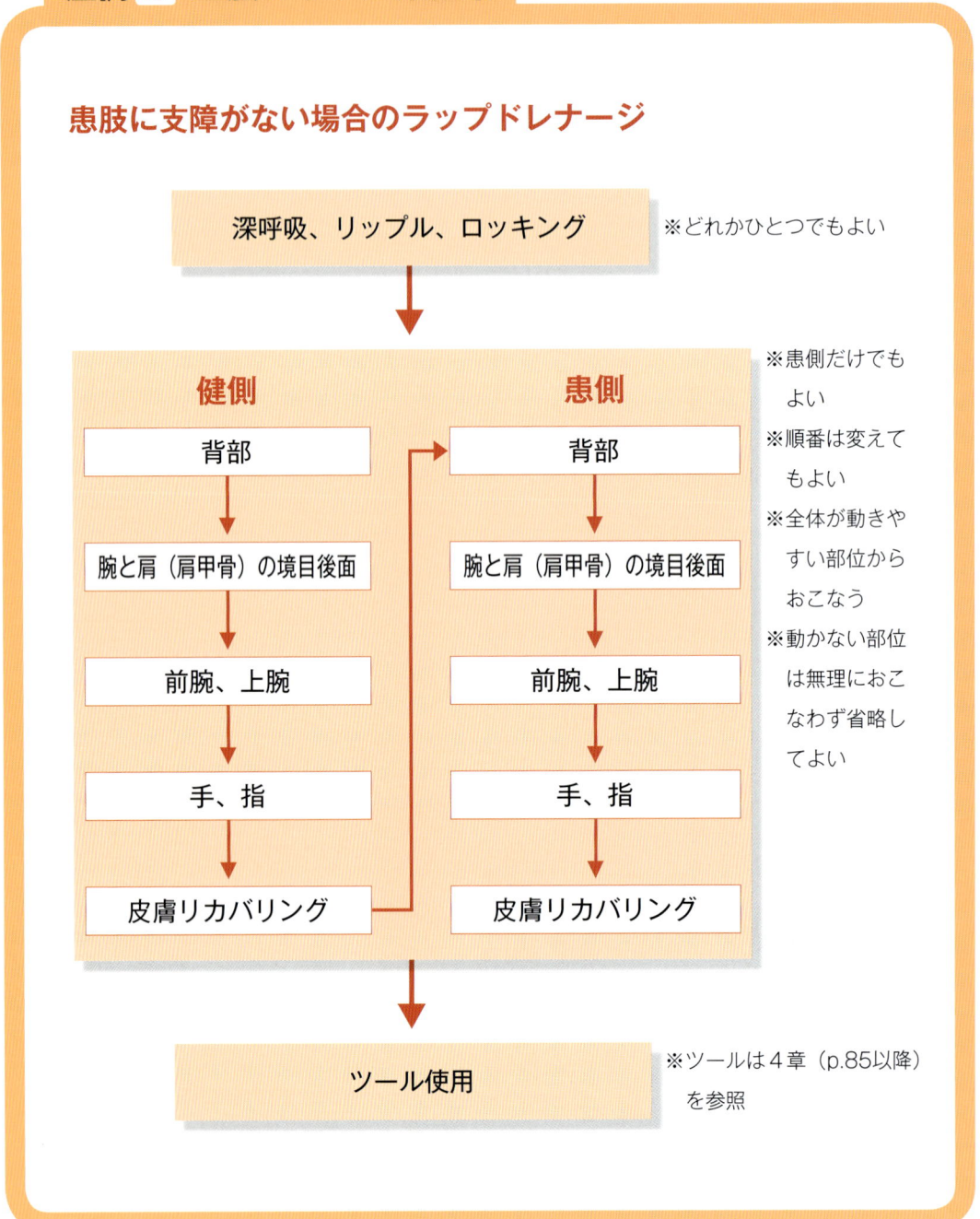

症例 1 上肢のリンパ浮腫②

患肢に支障があり施行できない場合

- 患肢は医師の指示にしたがって治療を優先（炎症などのケア）
- 希望があれば以下のようなラップドレナージをおこなう

深呼吸、リップル、ロッキング
または
患肢以外の部位のみ

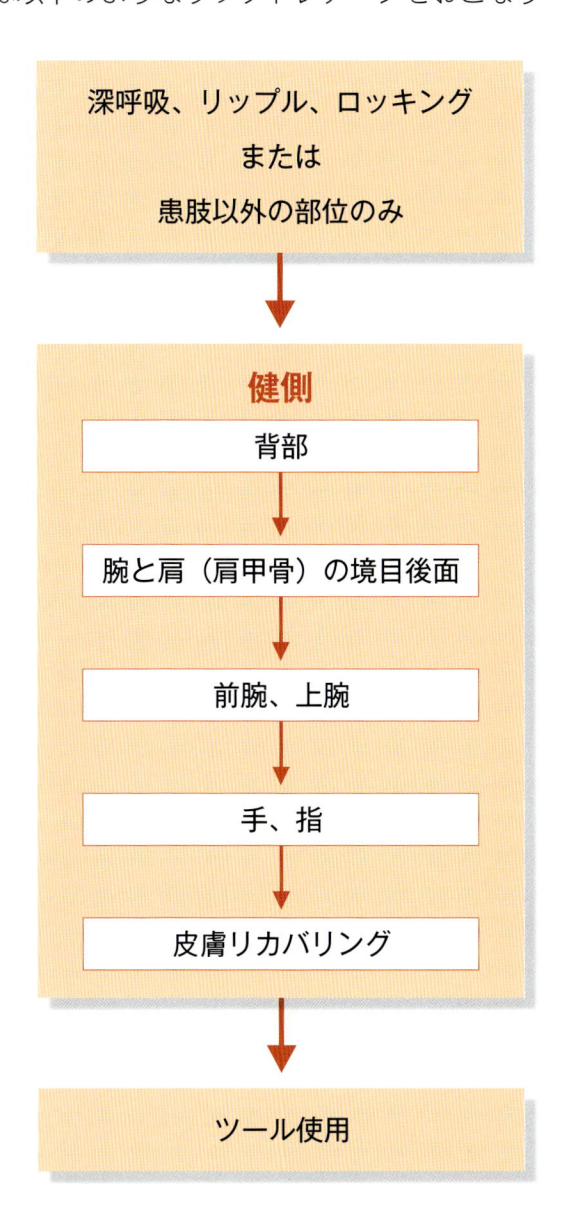

↓

健側

背部
↓
腕と肩（肩甲骨）の境目後面
↓
前腕、上腕
↓
手、指
↓
皮膚リカバリング

↓

ツール使用

症例紹介

- 50代、女性、左乳がん術後
- 左腋窩リンパ節腫脹、転移あり
- 化学療法、放射線治療後リンパ浮腫あり
- 入院生活は、ほぼ介助なしで可能
- セルフケアについては、ビデオを見ただけで指導は受けていない

部位

- 深呼吸、リップル、背部
- 右上肢ラップドレナージ→左上肢ラップドレナージ
- 手袋クッション（p.95）、PCクッション（p.97）、シャボンラッピング（患肢に、p.92）

実際

- 月に1回、約20分、ナースが背部、左上肢にドレナージ施行
- 普段は自分で皮下を動かすセルフドレナージ（手や食品用ラップフィルム、粘着式カーペットクリーナー〈p.90〉を使用して、主に上腕の内側におこなう）
- 臥床時左肩から上腕の下にPCクッション使用
- 手袋クッションを好きな時に好きなだけゆっくり握ったり放したりする
- 入浴時全身、特に左上肢にシャボンラッピング、入浴不可の時は左上肢のみシャボンラッピング施行

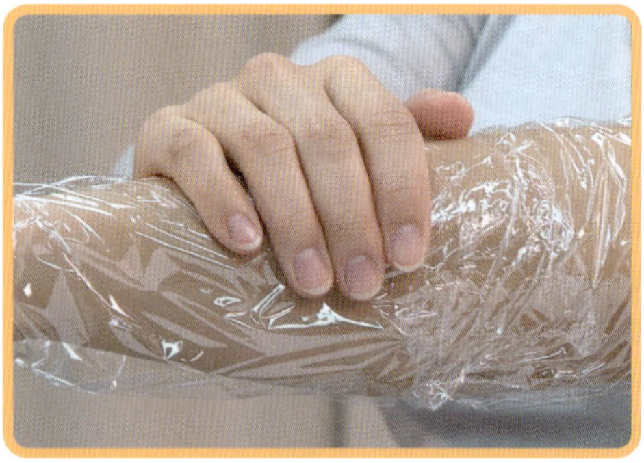

食品用ラップフィルムを腕に巻いてセルフドレナージ

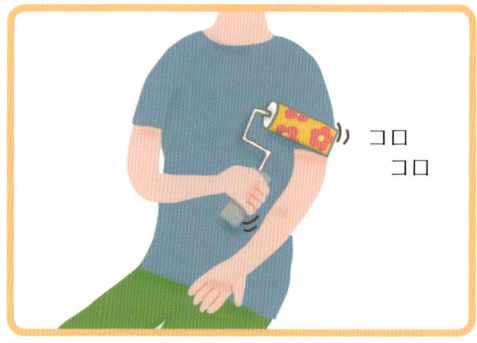

粘着式カーペットクリーナーでセルフドレナージ

2 下肢のリンパ浮腫

症例 2 下肢のリンパ浮腫①

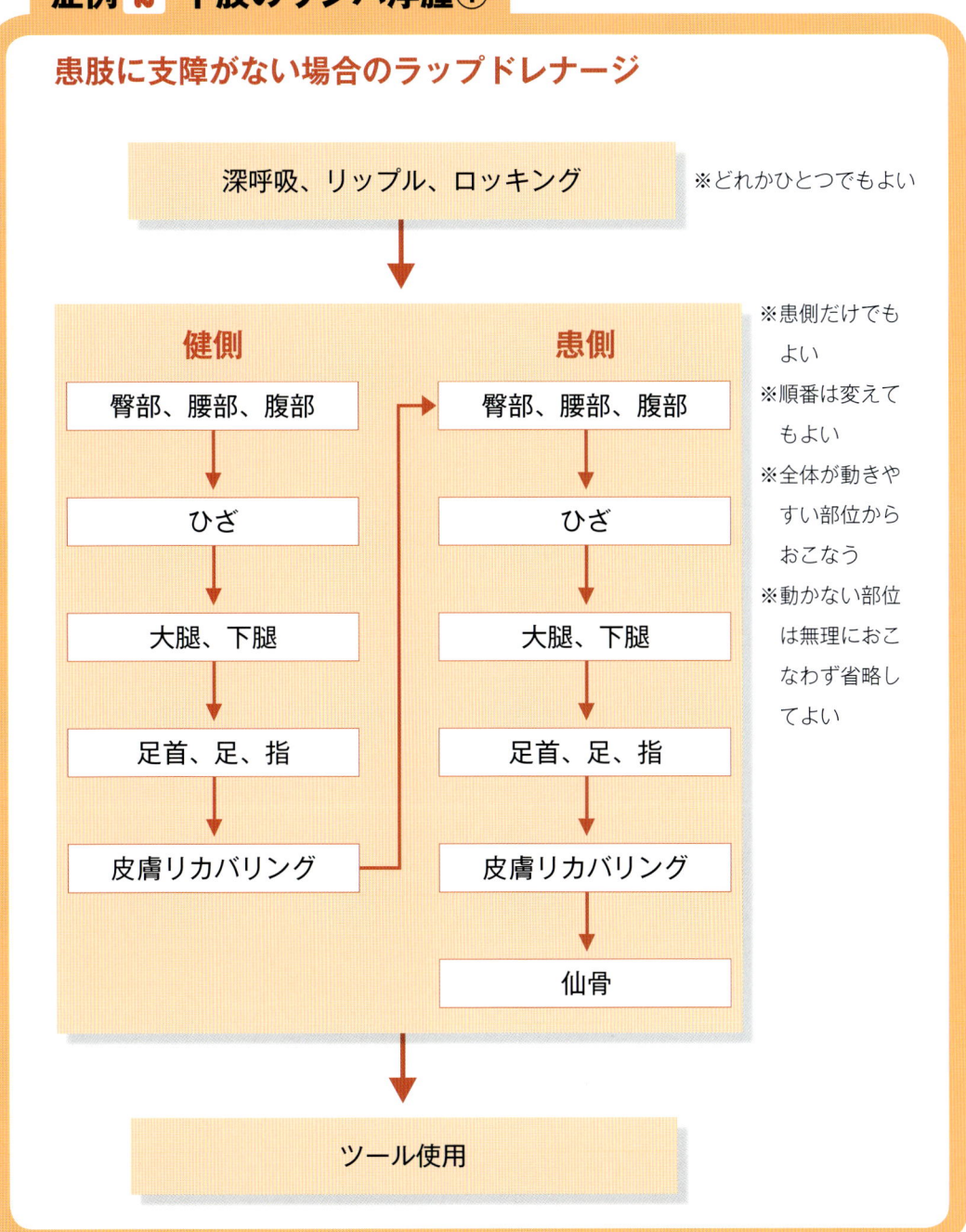

患肢に支障がない場合のラップドレナージ

深呼吸、リップル、ロッキング　※どれかひとつでもよい

↓

健側

臀部、腰部、腹部
↓
ひざ
↓
大腿、下腿
↓
足首、足、指
↓
皮膚リカバリング
→（患側へ）

患側

臀部、腰部、腹部
↓
ひざ
↓
大腿、下腿
↓
足首、足、指
↓
皮膚リカバリング
↓
仙骨

※患側だけでもよい
※順番は変えてもよい
※全体が動きやすい部位からおこなう
※動かない部位は無理におこなわず省略してよい

↓

ツール使用

症例 2 下肢のリンパ浮腫②

患肢に支障があり施行できない場合

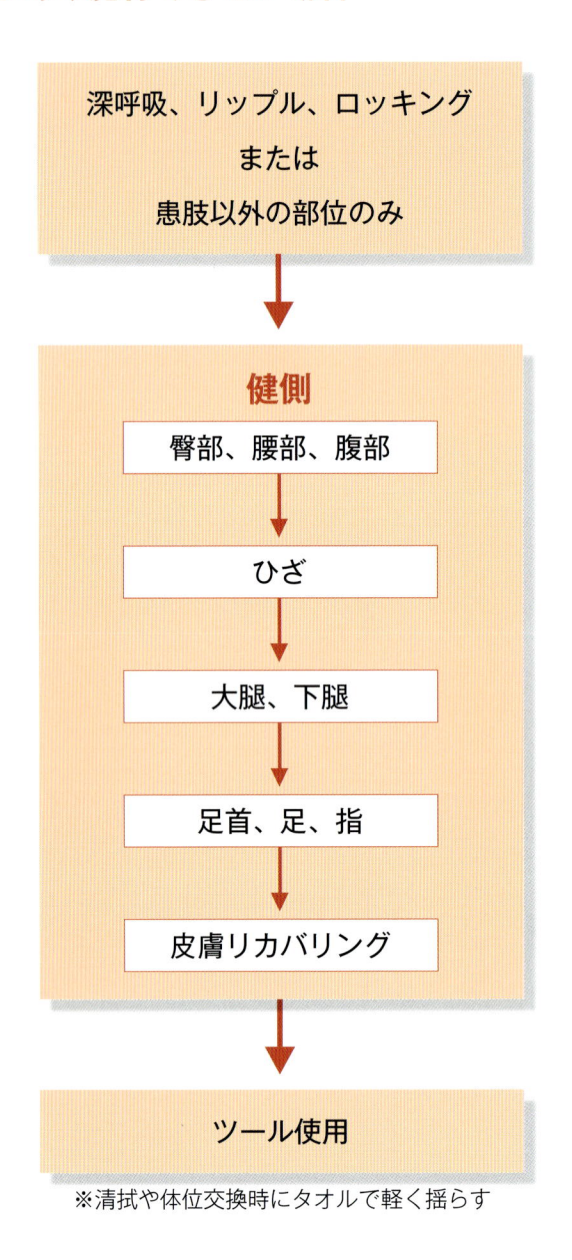

深呼吸、リップル、ロッキング
または
患肢以外の部位のみ

↓

健側

臀部、腰部、腹部

↓

ひざ

↓

大腿、下腿

↓

足首、足、指

↓

皮膚リカバリング

↓

ツール使用

※清拭や体位交換時にタオルで軽く揺らす

症例紹介

- 70代、男性、大腸がん手術後
- 肝臓転移あり、右下肢リンパ浮腫あり
- 倦怠感が強く、ほぼベッド上で臥床している
- 水分バランスは保たれている

部　位

- 深呼吸、リップル（ロッキングは下肢が外旋しているためおこなわず）
- 臀部、腰部（腹部は腹水貯留のためおこなわず）
- 左下肢→右下肢→仙骨

実　際

- 週１、２回ドレナージ施行
- 普段はPCクッション（p.97）を使用（腰の下、患肢）
- 清拭時シャボンラッピング（p.92）を両下肢に施行
- 下肢倦怠感の強い時には家族がタオル（p.86）でマッサージを施行

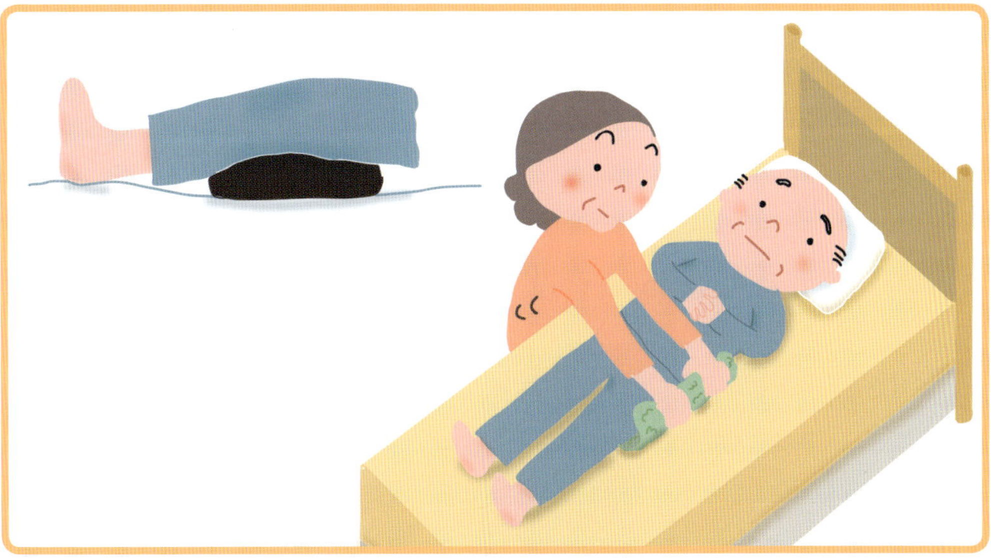

PCクッションやタオルを使った家族によるケア

3　循環不全による全身性浮腫

全身性の浮腫の場合は原因疾患により、末梢から中枢への循環がうまくいかない場合、無理に体液を動かすと心臓や肺などに負担がかかる場合があります。おこなう部位を限定するか、患者さんが苦痛を訴える部位をおこなうか、状態をアセスメントします。

症例 3　循環不全による全身性浮腫①

全身性浮腫が強く体液を外部から動かせない場合

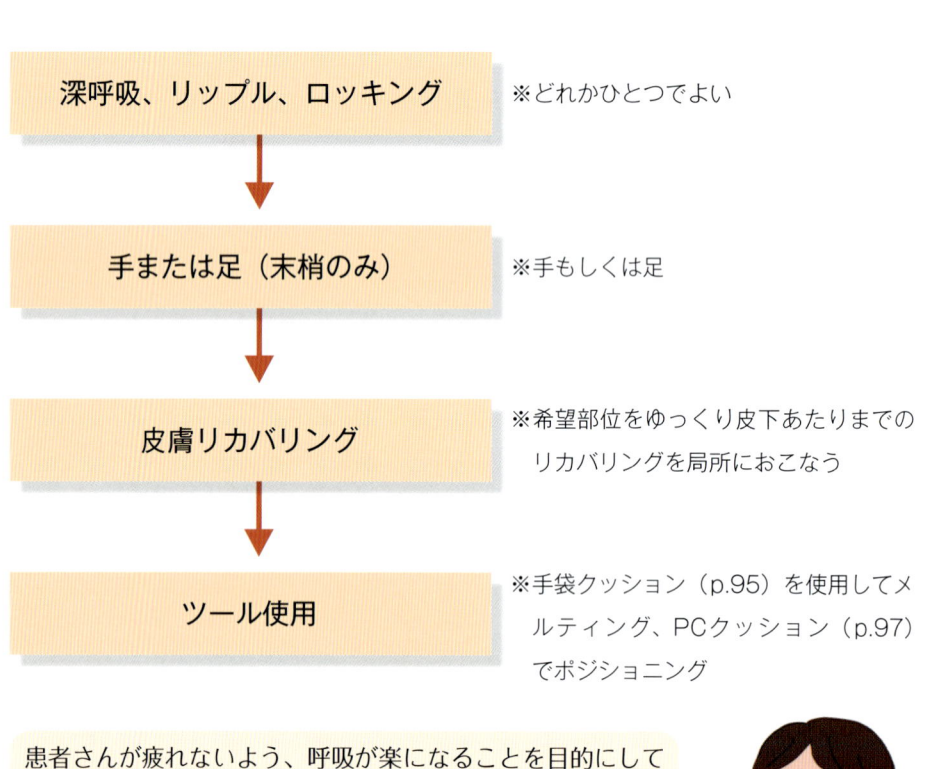

深呼吸、リップル、ロッキング　※どれかひとつでよい

↓

手または足（末梢のみ）　※手もしくは足

↓

皮膚リカバリング　※希望部位をゆっくり皮下あたりまでのリカバリングを局所におこなう

↓

ツール使用　※手袋クッション（p.95）を使用してメルティング、PCクッション（p.97）でポジショニング

患者さんが疲れないよう、呼吸が楽になることを目的にしてください。無理に循環をさせるよりは患者さんが自分のペースで体液を動かすことをサポートしましょう。

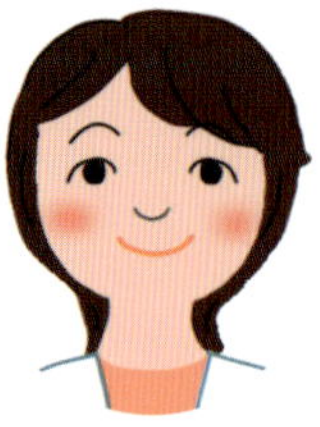

症例 3 循環不全による全身性浮腫②

浮腫はあるが排泄能はあり、マッサージの許可が医師からある場合

深呼吸、リップル、ロッキング　※できるもの

↓

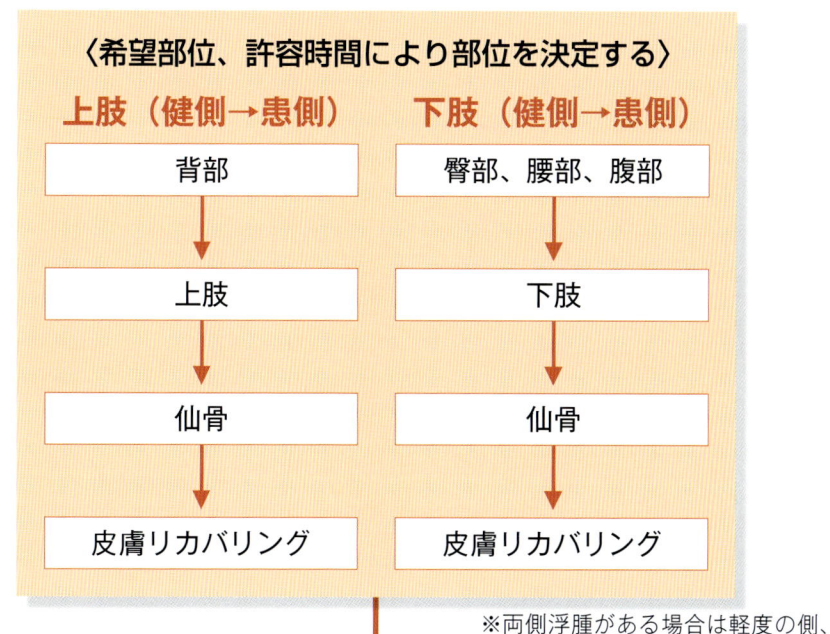

〈希望部位、許容時間により部位を決定する〉

上肢（健側→患側）	下肢（健側→患側）
背部	臀部、腰部、腹部
↓	↓
上肢	下肢
↓	↓
仙骨	仙骨
↓	↓
皮膚リカバリング	皮膚リカバリング

※両側浮腫がある場合は軽度の側、もしくは動きがある側、患者さんに支障のない側から開始する

※どちらも同じであれば施行者のおこないやすい側からおこなう

↓

ツール使用　※希望に合わせてどれでも使用可能

自分でできるドレナージを一緒に考えて、いつでもセルフケアができるようにしましょう。

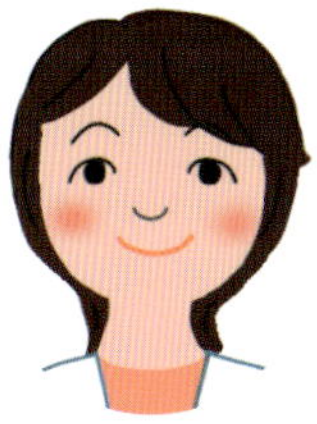

症例紹介

- 87歳、女性、心不全
- 高血圧、糖尿病の既往あり
- 全身性浮腫、特に下肢に著明
- 軽度呼吸困難、不穏があり、ナースコール頻回

部　位

- 下肢（ポジショニングにPCクッションを使用）
- 背部（リカバリング）

実　際

- 訪室時に手指、背部、仙骨など１カ所のみ３～５分施行。
- 清拭時に下肢、背部に施行。
- モーニングケア時に顔面、頭皮に施行。

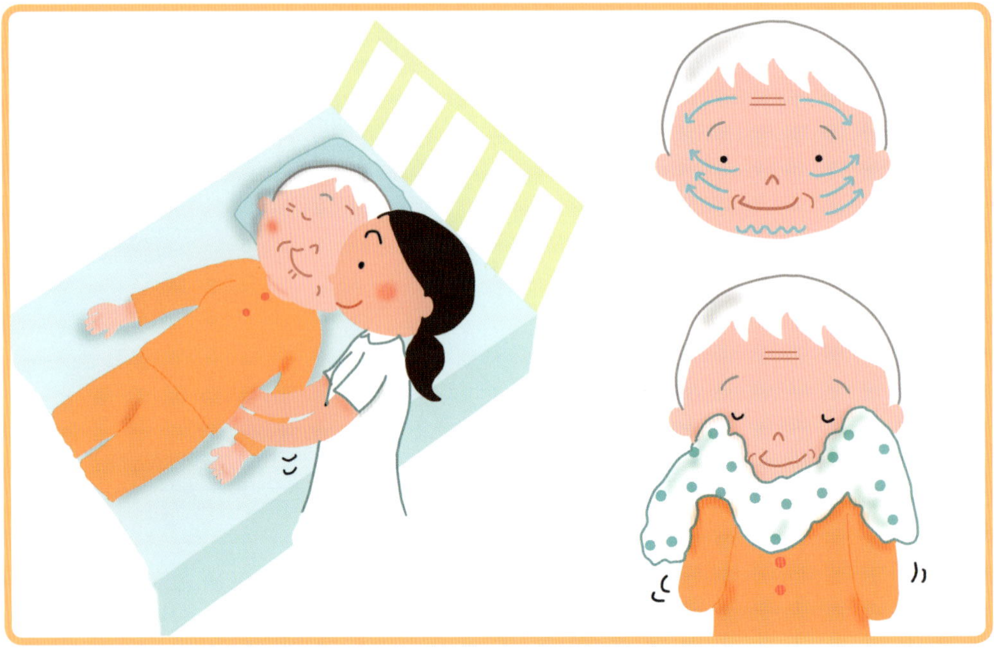

背面のリカバリングやタオルによる顔のマッサージ

4 片麻痺による浮腫

症例 4 片麻痺による浮腫①

患肢に支障がない場合のラップドレナージ

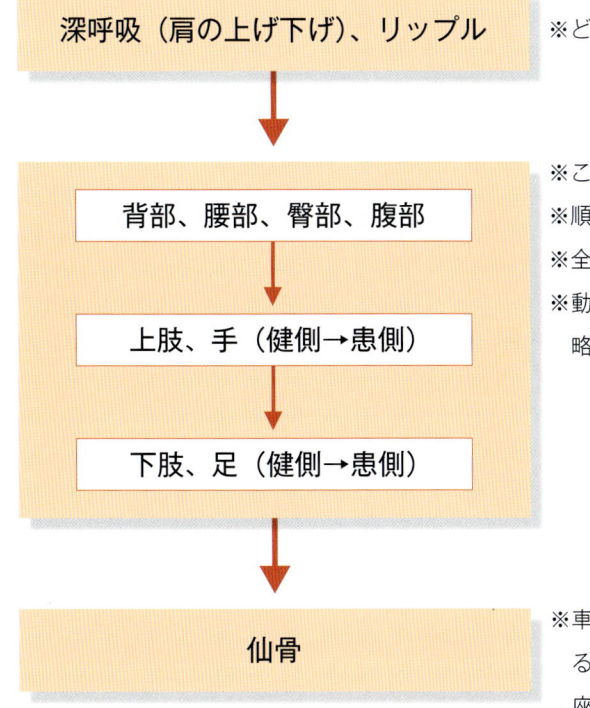

深呼吸（肩の上げ下げ）、リップル　※どちらかでよい

↓

背部、腰部、臀部、腹部

↓

上肢、手（健側→患側）

↓

下肢、足（健側→患側）

※ここから下は患側だけでもよい
※順番は変えてもよい
※全体が動きやすい部位からおこなう
※動かない部位は無理におこなわず省略してよい

↓

仙骨

※車椅子やベッドサイドに腰かけられるなら、PCクッション（p.97）に座り体重移動してもよい

麻痺側は重く、肩からぶらさがった状態になります。PCクッション、手袋クッション（p.95）などで重圧を軽減してください。

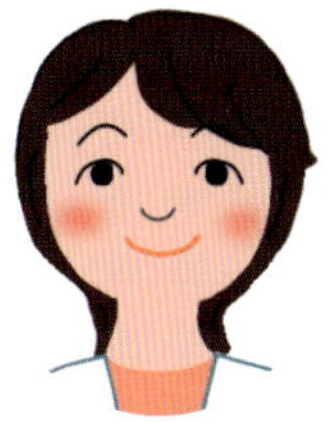

症例 4 片麻痺による浮腫②

患肢に支障があり施行できない場合

- 患肢は医師の指示にしたがって治療を優先（炎症などのケア）
- 希望があれば以下のようなラップドレナージをおこなう

深呼吸（肩の上げ下げ）、リップル
または
患側以外の部位

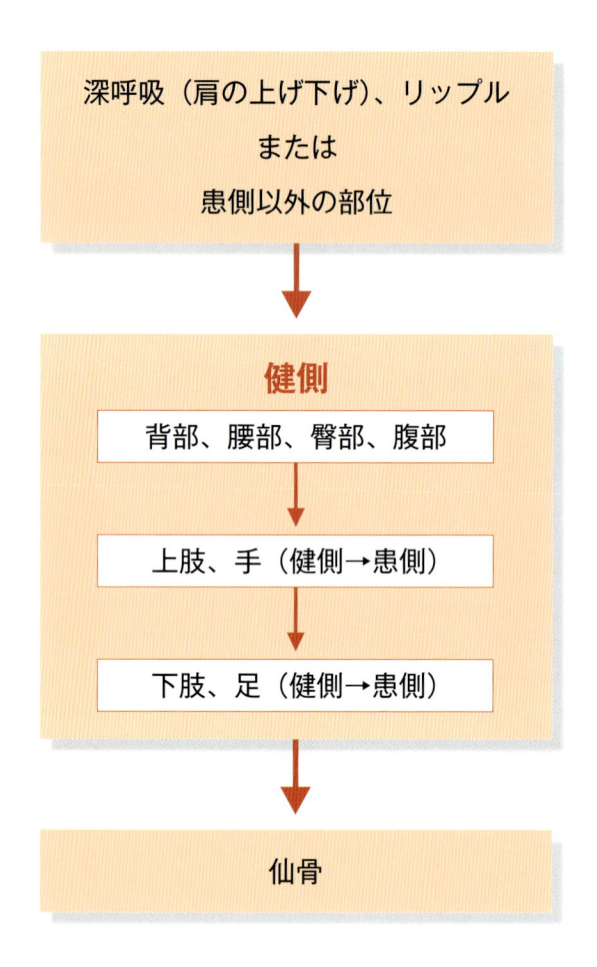

↓

健側

背部、腰部、臀部、腹部

↓

上肢、手（健側→患側）

↓

下肢、足（健側→患側）

↓

仙骨

日常生活の援助においておこなう

- 清拭、手浴、足浴、車椅子に移乗したとき、リハビリの前後など

5 整形外科疾患にてギプスなどで固定された部位がある浮腫

症例 5 整形外科疾患にてギプスなどで固定された部位がある浮腫①

固定部位で露出している部位に支障がない場合

深呼吸、リップル、ロッキング
（下肢の場合はおこなわない）

※どれかひとつでもよい

↓

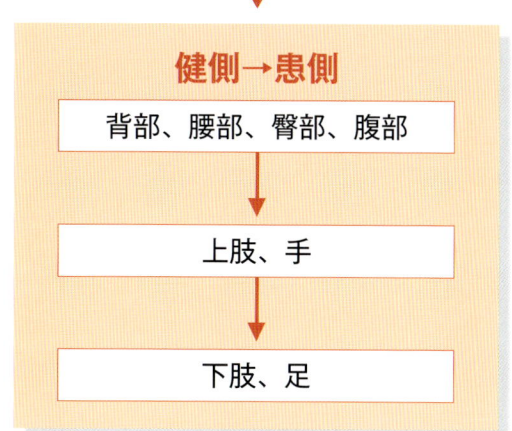

健側→患側

背部、腰部、臀部、腹部

↓

上肢、手

↓

下肢、足

※患側だけでもよい
※全体が動きやすい部位からおこなう
※動かない部位は無理におこなわず省略してよい

ギプスを装着すると末梢の指などの血流が悪く、冷感を伴う浮腫が起こることがあります。定期的に観察、末梢へのアプローチをおこなってください。

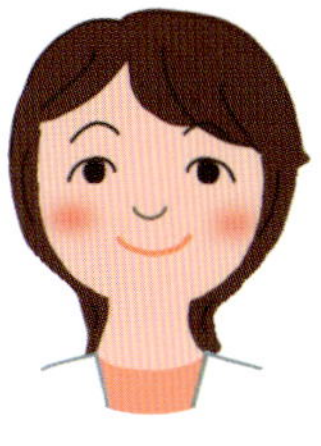

症例 5 整形外科疾患にてギプスなどで固定された部位がある浮腫②

患部に支障があり施行できない場合

深呼吸、リップル、ロッキング
（下肢の場合はおこなわない）
または
患肢以外の部位

↓

ツール使用

体をどこか 1 カ所固定されると全体の循環に影響をおよぼすこともあります。逆に体を少し動かすことにより、全体を整えることができます。できることを一緒に考えましょう。

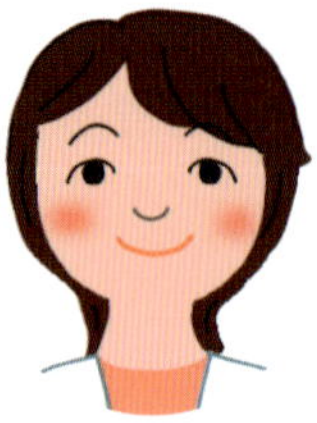

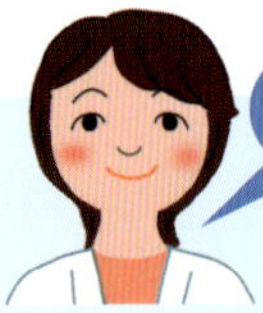

こんなときは?

体の固定による苦痛の軽減

体の一部が固定された場合は、寝衣やリネンによるねじれやしわに注意し、体のねじれによる支障がないか観察することが大切です。

ギプスで固定されていて痛みがある程度緩和されたら、指先やギプスの上下の関節は自分で動かせるようゆるめておくことが循環を促す援助となります。

指先だけでもゆるめておくことによって、体の循環を促すことは可能です。

6 月経、妊娠、出産に伴う浮腫

症例 6 月経、妊娠、出産に伴う浮腫①

浮腫はあるが排泄能はあり、マッサージの許可が医師からある場合

深呼吸、リップル、ロッキング
（仰臥位になれない場合はおこなわない）

※できるもの、希望部位、許容時間によりできる部位を決定する

↓

仙骨

※どのような場合も可能
※両側浮腫がある場合は軽度の側、もしくは動きがある側、患者さんに支障のない側から開始する
※どちらも同じであれば施行者のおこないやすい側からおこなう

↓

ツール使用

※希望に合わせてどれでも使用可能

月経や妊娠・出産に伴う浮腫は、もともとは健康な体なのでラップドレナージができる部位はどこでも可能です。長時間より短時間で回数を多くするほうが効果的です。

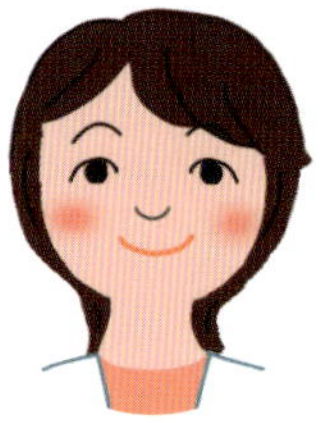

症例 6 月経、妊娠、出産に伴う浮腫②

月経に伴うもので疾患がない場合は全身どこでも可能である

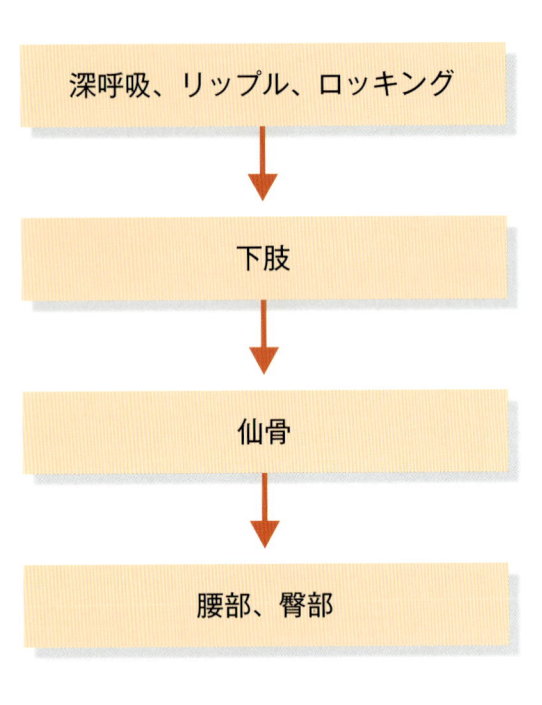

深呼吸、リップル、ロッキング

↓

下肢

↓

仙骨

↓

腰部、臀部

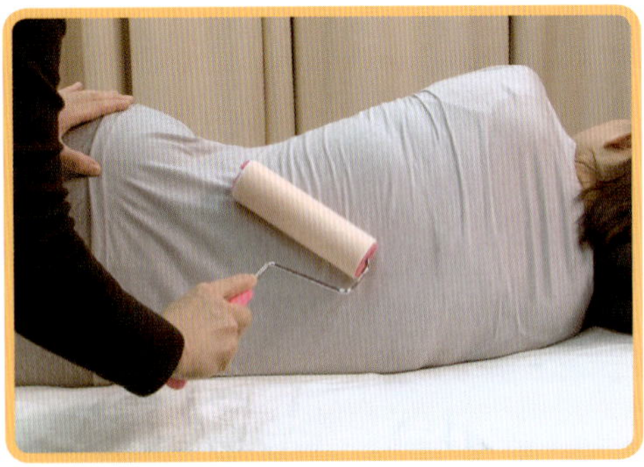

臀部から腰背部のリカバリング

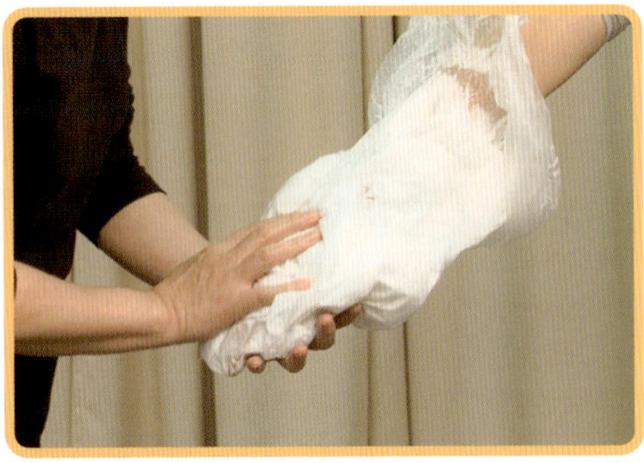

シャボンラッピングによるリカバリング

第4章

ラップドレナージで役立つ便利ツール

1　タオル

材　料

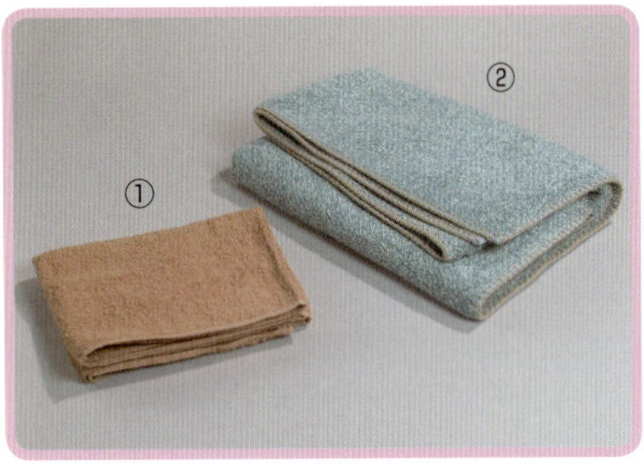

①フェイスタオル

②バスタオル

使用方法

フェイスタオル

- タオルを手のかわりに密着させ左右にゆっくり揺らします。
- 皮膚に摩擦を起こさないように衣服の上からでも密着させます。

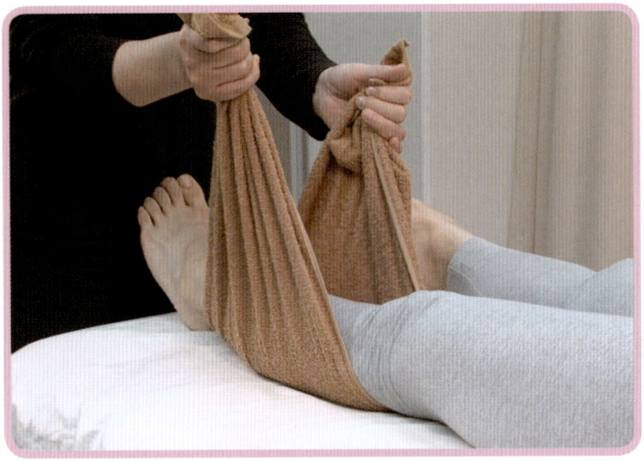

タオルの長さや厚みを工夫して、楽におこなってください。

バスタオル

- 体位変換のかわりに除圧させるため、バスタオルを患者の下に敷き、持ち上げてゆっくり戻します（持ち上げる高さはマットから体が少し離れる程度でよい）。
- エアマットなどは体がマットに密着しているため、背中のリカバリングをおこなうことにより、沈下しがちな体液を少し移動させることができます。

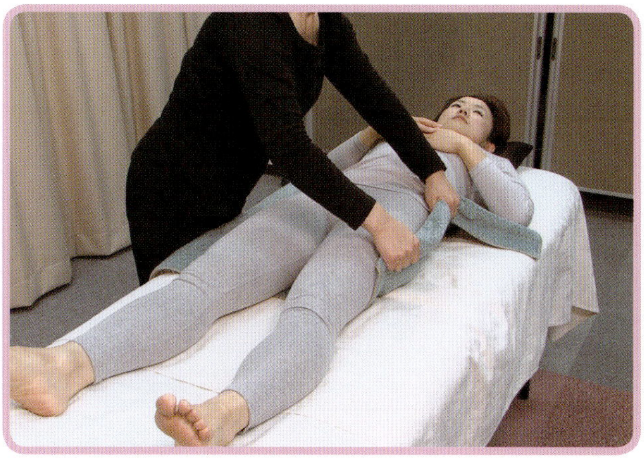

セルフケアの注意点

- タオルは密着させ、皮膚に摩擦を起こさないで全体が転がるよう（乾布摩擦のようにしない）、心地よい速度で左右に揺らします。

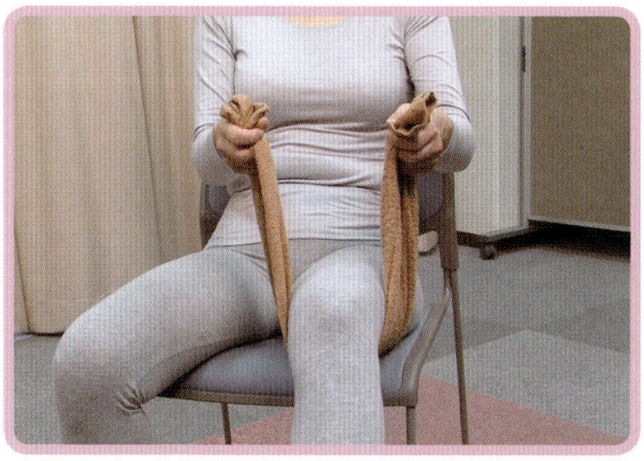

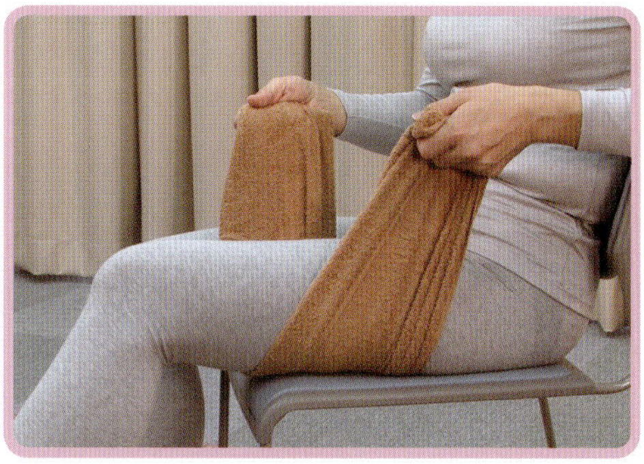

健康な人や支障のない人は、頸部の後面や頭を包んでのリカバリングも心地よいです。

2　化粧用パフ

材　料

①化粧やベビーパウダー用のパフ（両手用２個あるとよい）

※あまり大きくないもの、毛足が短く肌にあたって心地よい素材、指先がでないものがタッチがソフトです。

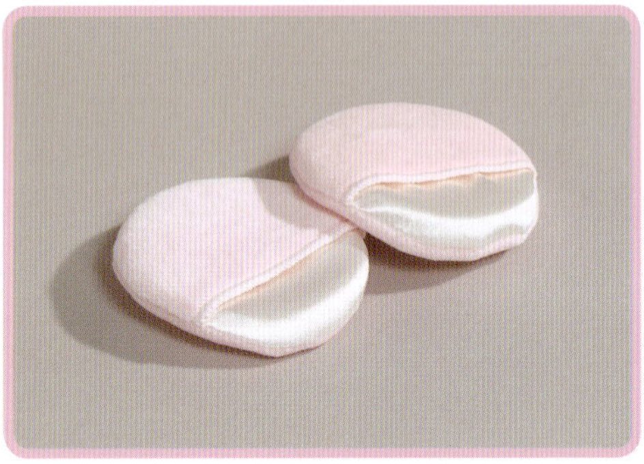

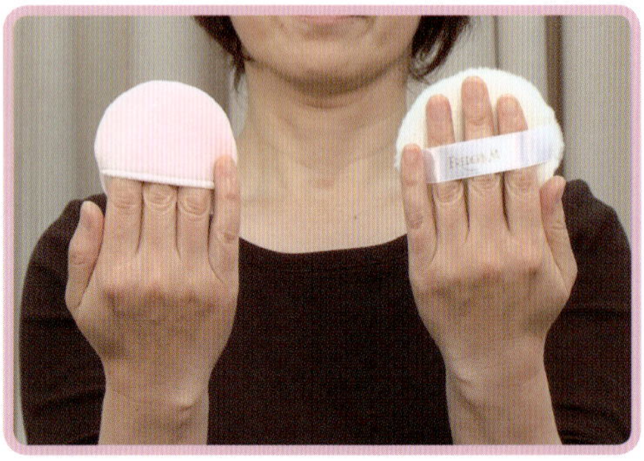

使用方法

- 顔や頸部のリンパの流れを心地よく促します。
- 施術する人の手が冷たい、皮膚に密着しにくい部位、力が入ってしまう時などに使用します。

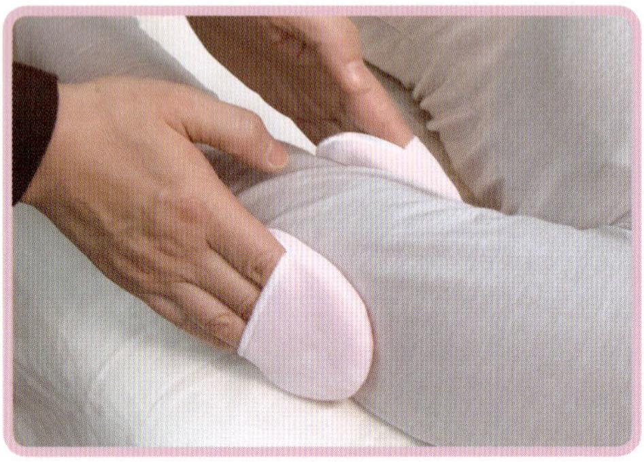

セルフケア

- 頸部はパフをゆっくり皮下を意識して沈め、戻りを待つリカバリングからはじめて、こねこね回転させるメルティングを耳の下から鎖骨に向かっておこないます。
- 他の部位は両手にはめたパフではさんでリカバリング（片手でもよい）、手袋クッション（p.95）と同様に、こねこねとメルティングします。特に回転の方向の決まりはありません。

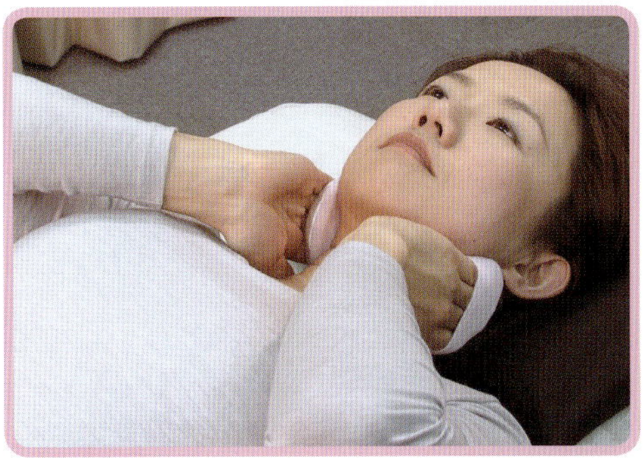

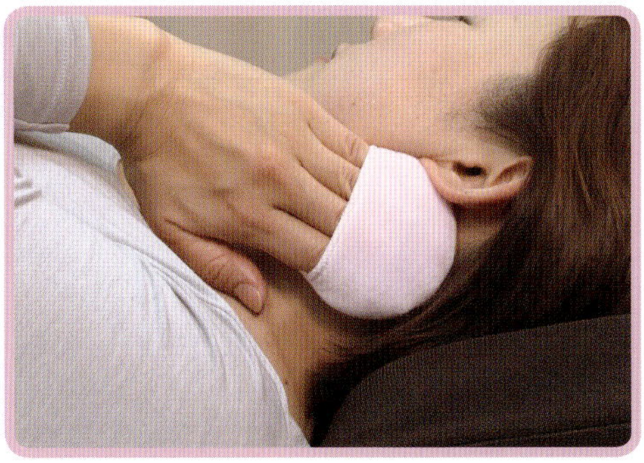

上大静脈閉塞の患者さんは禁忌！

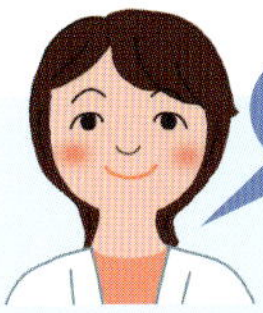

こんなときは?

モーニングケアの時に…

タオルで顔をふく時に、頸部も少しゆるめておくとすっきり目が覚めます。

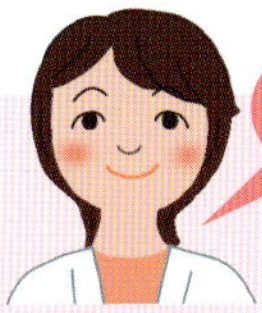

知っておこう!

ツールでドレナージ

誰でもかける圧が同じになるので、患者さんとその家族や施術の初心者でも安心して使えます。手袋クッション、パフ、スポンジなど、身近にあるものでセルフケアができ、時間短縮にもなります。材質や大きさは、心地よさ、やりやすさ、部位で選んでください。

3　粘着式カーペットクリーナー

材料と作り方

材　料

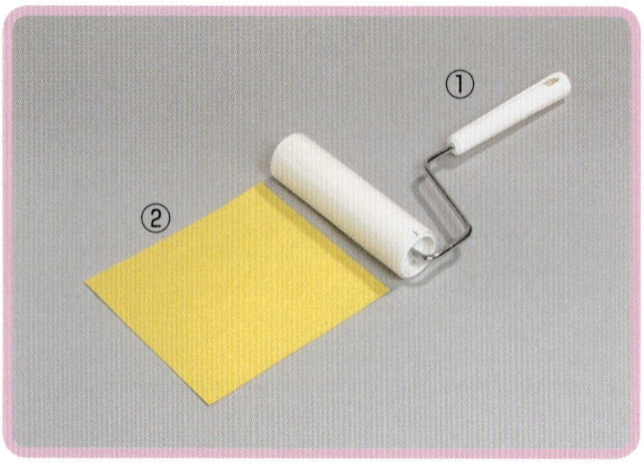

①粘着式カーペットクリーナー
②手芸用のフェルト（裏面に粘着剤つき）

作り方

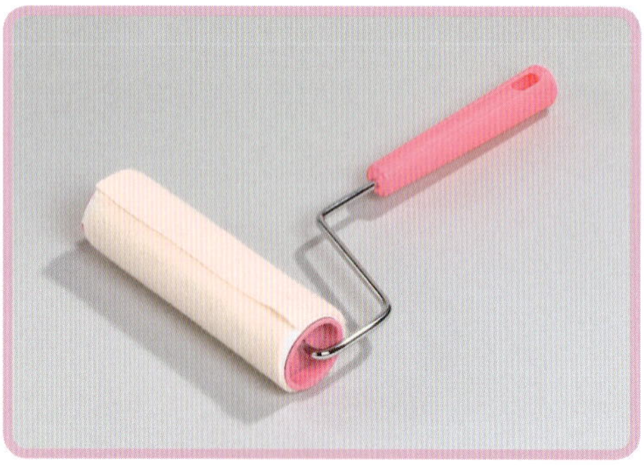

①筒の大きさに合わせてフェルトを切ります。
②フェルトをはりつけます。
（かわいい模様に切ってはりつけると刺激が変わります）

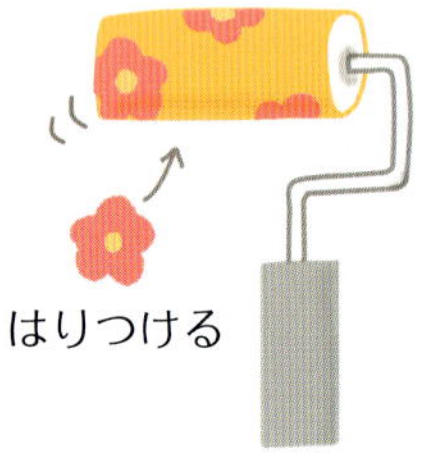

使用方法

DVD

- むくんだ部位、背部などの表面を心地よく軽くマッサージします。

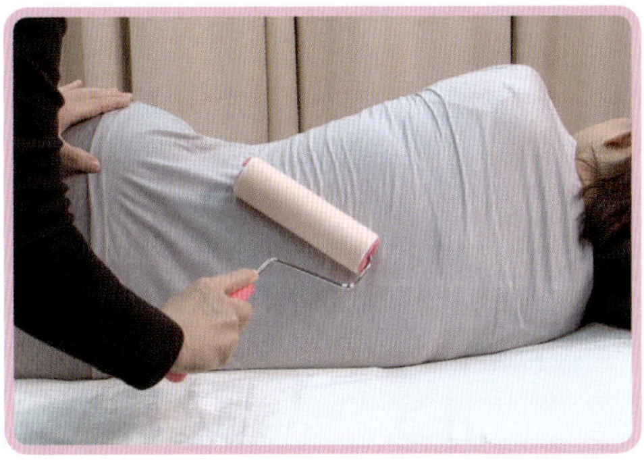

セルフケア

- 背中、下肢など広い部位はカーペット用のもの、上肢、胸部、頸部などは洋服用の小さいものなどのように、部位に合わせてクリーナーの大きさを変えると簡単にできます。
- 1回におこなう速度、圧力、回数は心地よく、疲れない程度にとどめます。

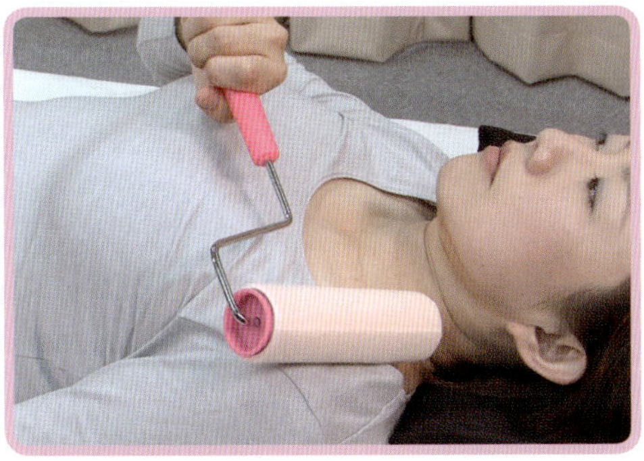

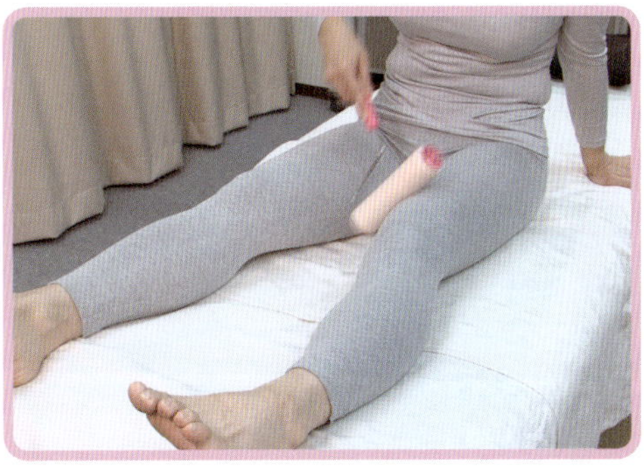

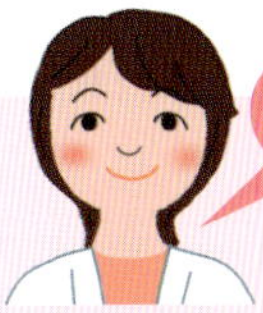

知っておこう!

〜しながらドレナージのすすめ

力を入れず、クリーナーが転がるのに任せます。

強い力を加えると皮膚刺激でかゆくなったり、炎症が起こります。

ドレナージをすることに集中せず、テレビを見ながら軽くころころしましょう。

4 シャボンラッピング

シャボンラッピングは、かたい、細かい泡を使用して、清潔目的で洗浄、リラックス目的で泡によるマッサージを同時におこなうことができます。

材料と作り方

材　料

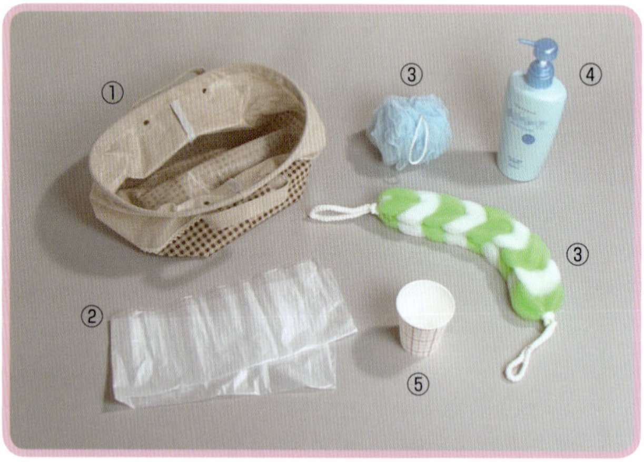

①ビニール袋を固定する入れ物（段ボール、かごなど何でもよい）
②ビニール袋　１枚（使用する部位に合わせて大きさを選択）
③ボディ用のネット　１個（100円ショップなどで入手可能）
④ボディソープもしくは固形石けん（細かい泡でのマッサージが目的であれば、弱アルカリ性がおすすめ）
⑤お湯もしくは水（コップ１杯程度）

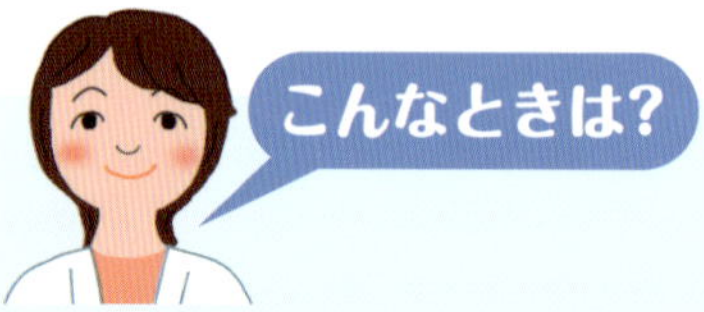

石けんの泡立て方

石けんを泡立てるときは、石けん水が底に残らないようにすべて攪拌《かくはん》します。泡がゆるいようならボディソープを追加して、かたい泡を作ります。

固形石けんを使用する場合は、お湯に石けんを転がして溶かしておき、さらにネットに石けんをつけて濃い石けん液にするとかたく泡立ちます。

作り方

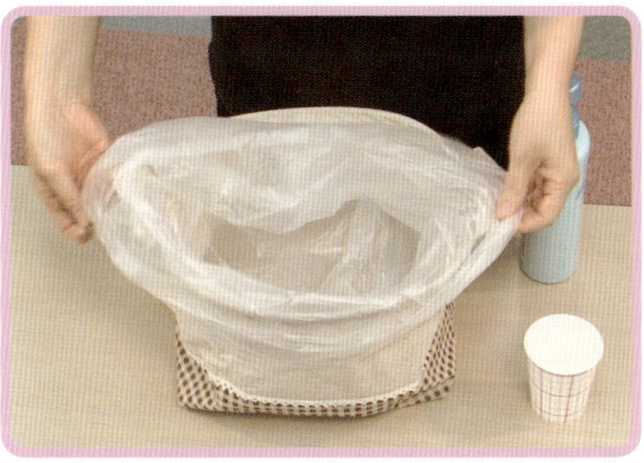

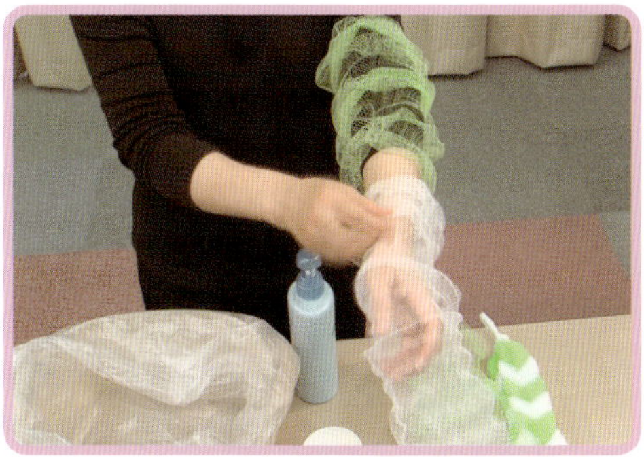

①固定する入れ物にビニール袋をかぶせます。

②ボディ用のネットのひもをとり分解し、ネットの輪にひもを通して、泡立ちがよい形に作製し直します。

③ビニール袋にボディソープ約10mLとお湯30mL程度を入れ、ネットでかき混ぜるように泡立てます。

④ビニール袋をかたむけて石けん水が残ってないのを確認します。

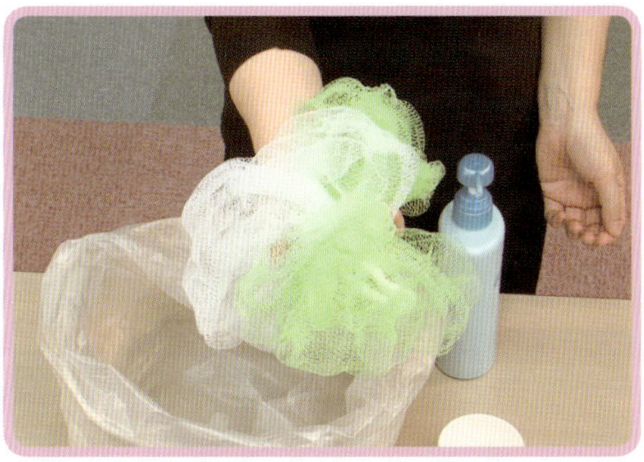

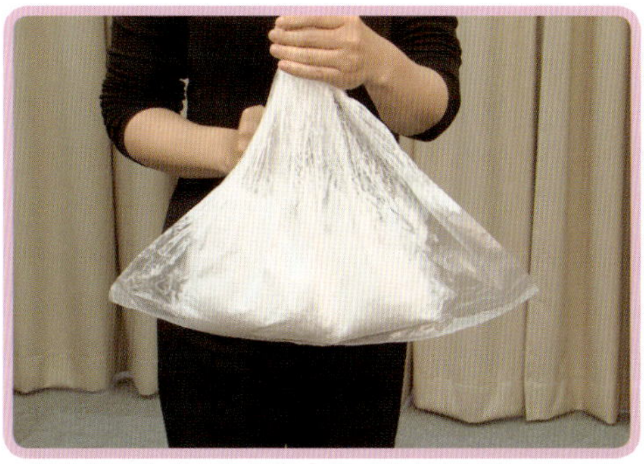

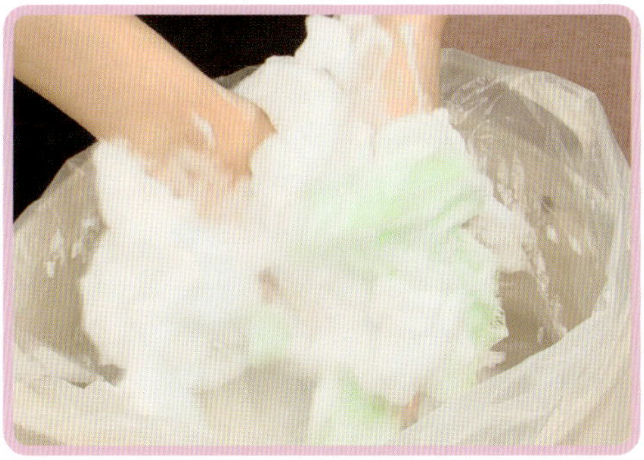

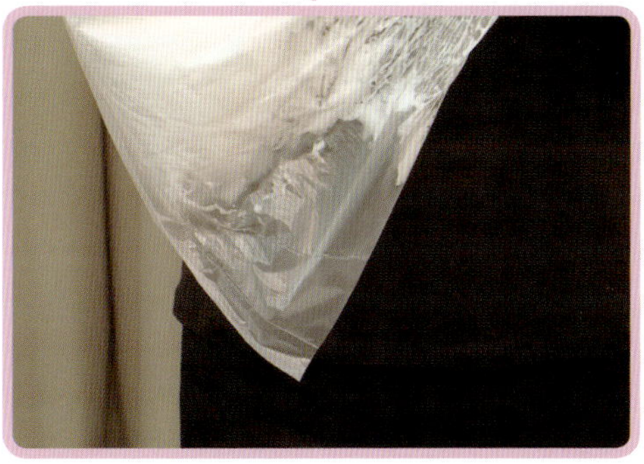

使用方法

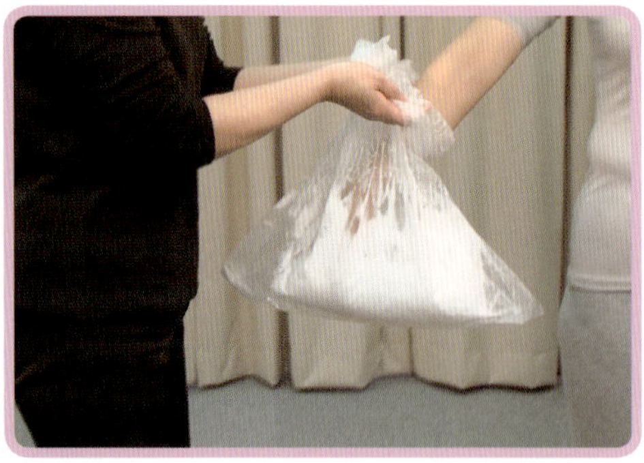

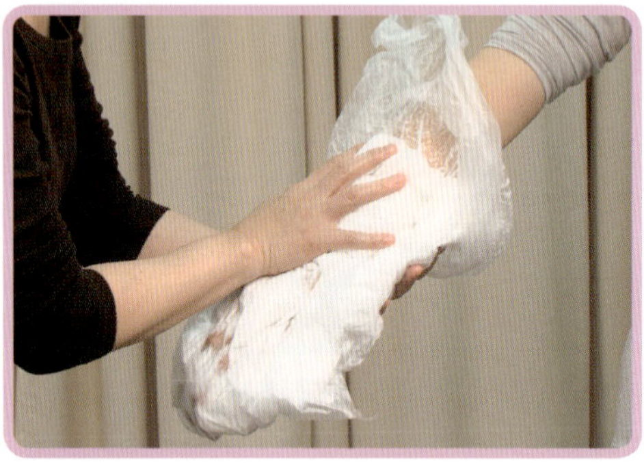

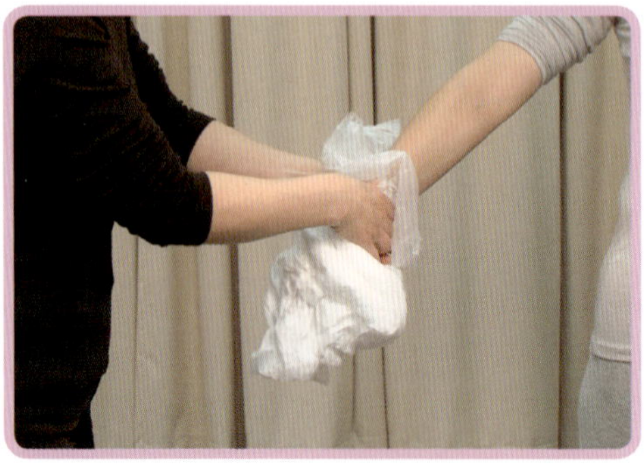

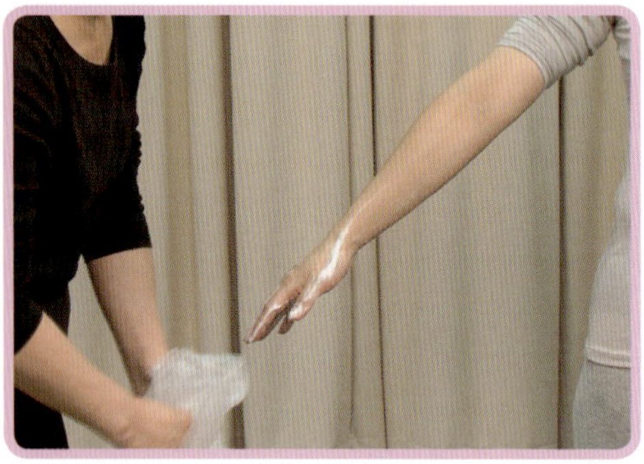

①ビニールに上肢、もしくは下肢を入れます。

②泡が皮膚に密着するようにしばらくおき、ビニール袋の外から軽く押したり、引っ張ったりしてマッサージします。患者さんができるなら手は握ったり開いたりしてもよいです。

③時間は清拭時間を目安におこないます。

④最後はビニールの口をすぼめ、皮膚に密着させ手先、足先へゆっくり抜きます。このとき、合わせてマッサージ効果もあります。

⑤ホットタオル、お湯などで残った泡をふき取るか、洗い流します。ビニール袋をはずすときに、ほとんどの泡はとれているので少量のお湯でよいでしょう。

5 手袋クッション

材料と作り方

材　料

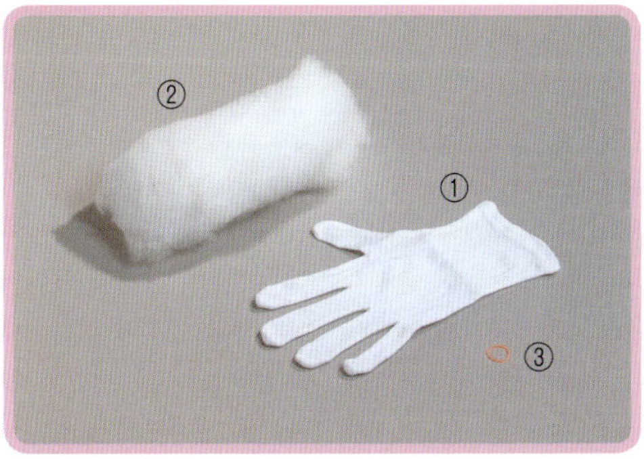

①綿の手袋　１枚（なるべく縫い目の少ない、ドライブ用などのシンプルなもの）
②ポリエステルの手芸用の綿　30g前後（手袋の大きさにより調節する）
③輪ゴム　１個

作り方

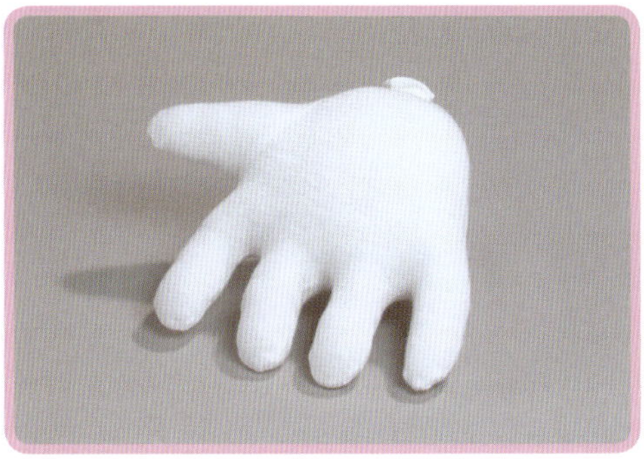

①指の先から少しずつ綿をつめていきます。
②指の付け根部分にしっかりとつめるのがコツです。
③手のひら部分に握りやすい量をつめ、手首の部分を輪ゴムで留めます。

使用方法

手袋クッションと手を合わせるように握る方法

- 指の間を開くことにより末梢の循環を促すことができます。
- 点滴時など手に握ることにより腕がゆるみ、安定し、安心感があります。
- 麻痺側の手に握ることにより肩が安定し楽になります。
- 手袋のクッションが心地よいため癒し効果があります。
- 患者さんの手の大きさ、握り心地に合わせて綿の量を調節してください。

ポジショニングの補助

- ポジショニングをとるときに後頸部、肩、腰、ひざ裏、かかとなどにはさみ、寝具との密着部位を増やすことができます。
- ２つ合わせて使用も可能です（かかとや頸部）。

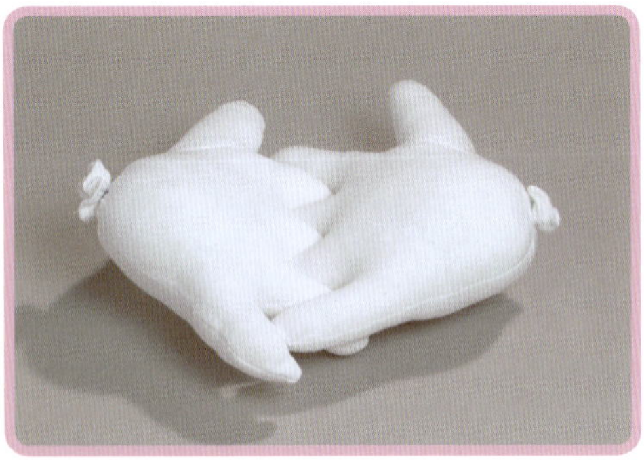

手袋クッションで行うメルティング

- 体のどこでも手袋をあて、ゆっくり小さな圧力をかけながら手袋をこねこねと転がすと簡単にメルティングができます。

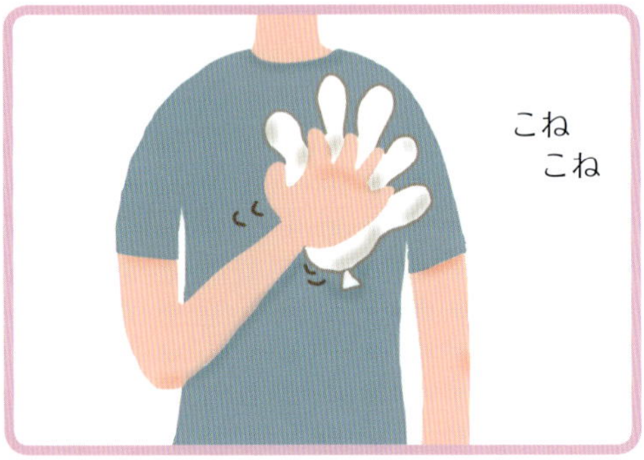

6 PCクッション

材料と作り方

材　料

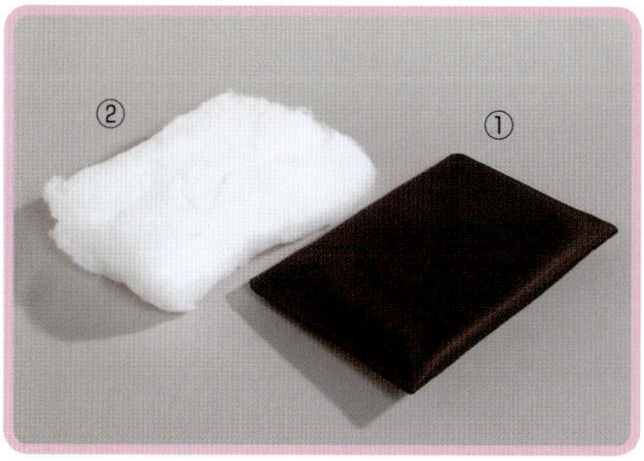

①ノートパソコンなどを収納するクッション性のあるA4サイズのソフトケース

②手芸用の綿　100gぐらい（かためのほうが長持ちします）

作り方

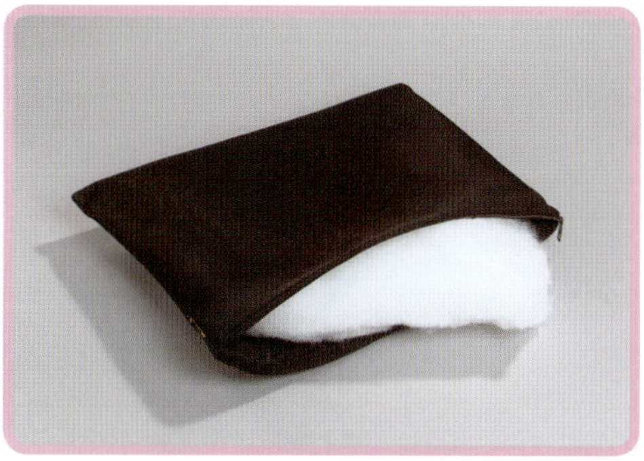

①ファスナーの口より適量つめるだけです。

※綿を細かくしないで原形をクッション全体に広げるとへたりにくいです。

使用方法

ポジショニング

- 足首、ひざ裏、腰、肩、頸部などに使用します。
- 枕と一緒に使えば首の向きをかえてもPCクッションがついてくるので、頭が下がるのを防げます。
- ギプス固定した部位にも使用できます。

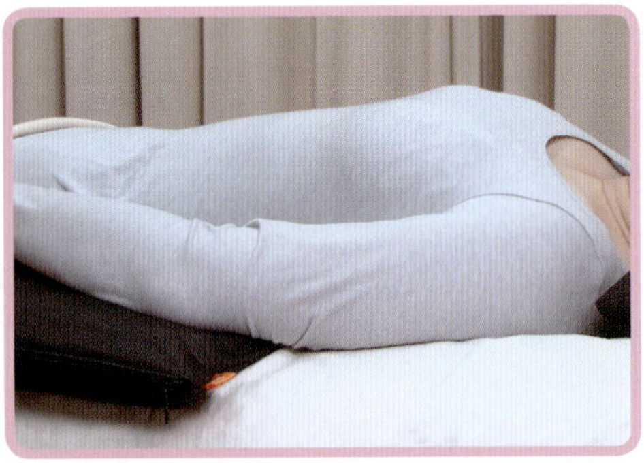

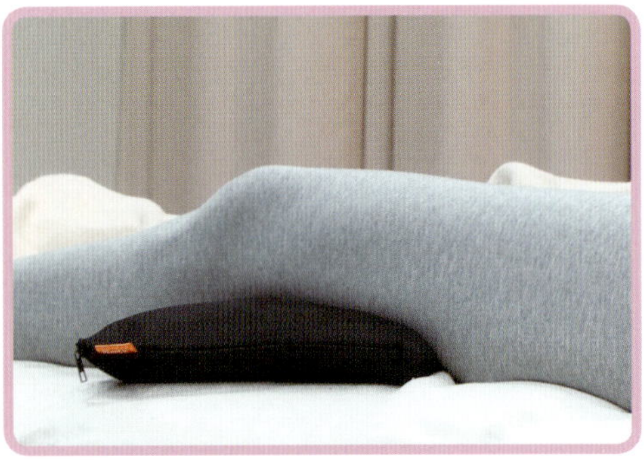

運　動

- 上肢、下肢の挙上に使用します。
- PCクッションの上で上肢、下肢をころころと転がすことによってリカバリングができます。
- 上肢は体とはさんで、下肢は乗せて圧力をかけ、ゆっくりリカバリングすることもできます。

セルフケア

- 少しリカバリングをしたい所にはさんだり、下に敷いたりして、クッションのリカバリングを利用して体をゆるめます。

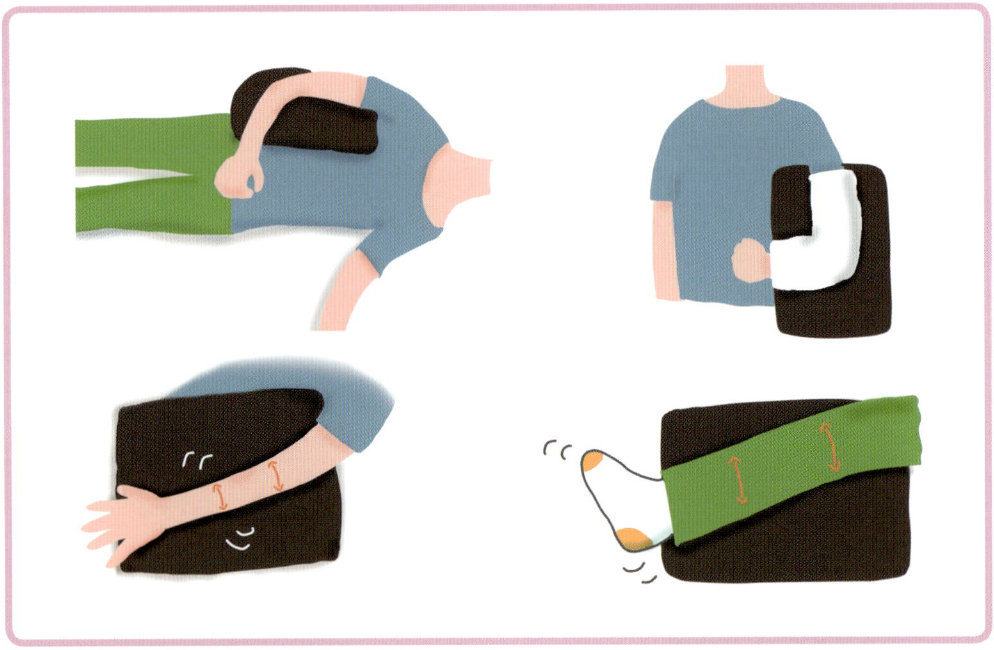

参考文献

1）Netter, FH. ネッター解剖学アトラス．原書第５版．相磯貞和訳．東京，南江堂，2011，600p.

2）Netter, FH. ネッター解剖生理学アトラス．相磯貞和ほか訳．東京，南江堂，2006，238p.

3）井上泰．ナース・研修医・コメディカルのためのなぜ？がなるほど！ 病態生理絵解きゼミナール．大阪，メディカ出版，2008，280p.

4）山口晴美．動画DVDでわかる タッチングの看護技術：いつでもどこでも！ 患者さんがらく～になる．大阪，メディカ出版，2011，88p.

5）ロバート・トワイクロスほか編．リンパ浮腫：適切なケアの知識と技術．季羽倭文子ほか訳．東京，中央法規，2003，347p.

索　引

著者紹介

山口 晴美 （やまぐち・はるみ）

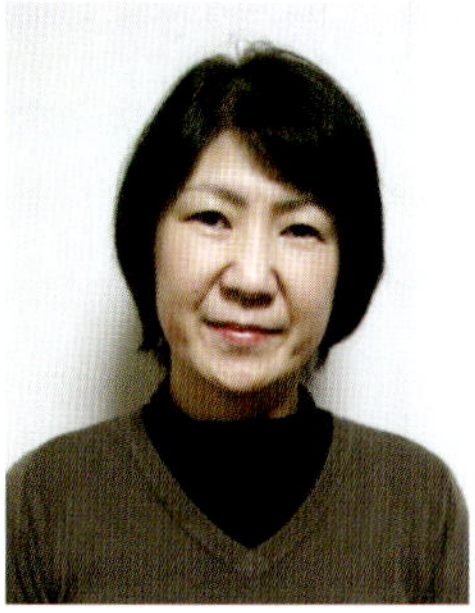

経　歴

1982年3月　NTT西日本大阪病院附属高等看護学院卒業
1982年4月　NTT西日本大阪病院入職　消化器外科勤務
泌尿器科・耳鼻科・眼科・皮膚科・婦人科・内科・
透析センターを経て1997年12月退職
1998年1月　バクスター株式会社入社
（腹膜透析クリニカルコーディネーター）
1999年9月　東大阪市立総合病院入職　血液・腎臓内科勤務
2001年4月　谷口クリニック入職
2002年8月　メディカルトリートメントファイン開業
2003年6月　CSクリニック（腫瘍専門）入職　看護師長
2006年3月　NTT西日本大阪病院入職　血液内科勤務
2007年2月　合同会社HANA NURSING THERAPY設立

おもな著書

『糖尿病患者さんのフットケア　はじめの一歩』（糖尿病ケア2006年春季増刊）分担執筆，メディカ出版，2006.
『安全フットケアビジュアルガイド：足で元気になる！』日総研出版，2008.
『浮腫への安全ドレナージ：マニュアルBOOK＆手技DVD』日総研出版，2010.
『動画DVDでわかる タッチングの看護技術：いつでもどこでも！ 患者さんがらく〜になる』メディカ出版，2011.

付属DVD-VIDEOについて

●本書付属DVDはDVD-VIDEOです。再生には一般のDVDプレイヤー、あるいはDVD-VIDEOの再生に対応したパソコンをご用意ください。

●DVD規格に準じて制作されておりますが、すべての再生機器での再生を保証するものではありません。

●本製品の内容は著作権により保護されており、一部または全部を無断で複製することは禁止されております。

※付属DVDの動作不具合などについては、メディカ出版「デジタル助っ人サービス」(電話0120-276-592、受付時間 平日9：00〜17：00) までお問い合わせください。

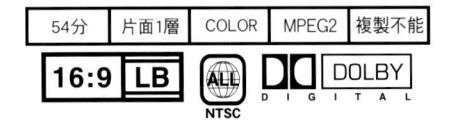

54分	片面1層	COLOR	MPEG2	複製不能

【館外貸出可能】

※本書に付属のDVDは、図書館およびそれに準ずる施設において、館外へ貸し出しを行うことができます。

動画《どうが》DVDでわかる　ナースがおこなう浮腫《ふしゅ》のケア

ー「むくみ」から「リンパ浮腫《ふしゅ》」まで これ1冊《さつ》でバッチリ！

2012年3月20日発行　第1版第1刷

著　者　山口《やまぐち》 晴美《はるみ》

発行者　長谷川 素美

発行所　株式会社メディカ出版

〒564-8580　大阪府吹田市広芝町18-24

http://www.medica.co.jp/

編集担当　野口晴美

動画撮影・編集　スタジオ サムライ プロジェクト

装　幀　森本良成

本文イラスト　天野勢津子

印刷・製本　株式会社シナノ パブリッシング プレス

ISBN978-4-8404-4039-4　　Printed and bound in Japan

当社出版物に関する各種お問い合わせ先（受付時間：平日9：00〜17：00）

●編集内容については、編集局 06-6385-6931

●ご注文・不良品（乱丁・落丁）については、お客様センター 0120-276-591

●付属の CD-ROM、DVD、ダウンロードの動作不具合などについては、デジタル助っ人サービス 0120-276-592